小長谷正明

世界史を変えた
パンデミック

GS
幻冬舎新書
590

はじめに

「時は令和の御時2年のことでございました。世界のいかなる国に比べてもこよなく繁栄した平和な国、日本にあの疫病が発生いたしました。2ヶ月前、はるか遠く唐の国の長江のほとりで発生し、数知れぬ人命を奪いました。疫病は1ヶ所にとどまらず次から次へと他の土地へ飛び火して、世界のあらゆる方角に向けて蔓延してまいりました……」

ボッカッチョ風に書くとこうなるだろうか。２０１９年の暮れに中国湖北省武漢市で「原因不明のウィルス性肺炎」と報告されてから、瞬く間に、この新型コロナウィルス感染症（COVID-19: Coronavirus Disease 2019）は中国全土、日本、そして世界中へと広がっていった。

武漢が都市封鎖《ロックダウン》され、イタリアやスペイン、アメリカなどで感染者が爆発的に増加し、治療薬がない上に、重症者が亡くなりやすく、急激な患者数増加から医療崩壊をきたすことになり、パンデミック（世界的大流行）となった。各国政府は非常事態宣言を出し、出入国制限や市民の外出禁止・規制まで行なう状況となっている。日本も例外ではない。

人類の歴史を見返しても、疫病は平穏な市民生活に突然襲いかかり、しばしば大量死をもたらした。そして、社会を激変させ、歴史の流れを大きく変えることさえあった。

筆者は一介の歴史好きの医者に過ぎないが、過去のパンデミックを医学の目でながめながら、その時の社会や歴史の動きについて振り返ってみることにしたい。

まずは、中世ヨーロッパにこの上ない惨状をもたらした黒死病《ペスト》である。黒死病はどこからやってきて、その時の市民や社会はどうなったか、医療者たちはどう立ち向かおうとしたか、そして、その後どうなったか。

疫病は人々の命を奪うものであるが、時には都市や地域には防御的に働くこともある。マラリアとローマの関係がそうであった。また、ナポレオンのロシア戦役では、兵士たちに蔓延した病気は、フランス軍には壊滅的なダメージを与え、ロシアには防衛的に働いた。

日本の歴史もパンデミックの余波で大きな展開を迎えたことがある。幕末にやってきた黒船は、鎖国を打ち破ると同時に疫病をもたらし、人々の心を攘夷へと傾かせていった。

また、1世紀前の第一次世界大戦中のパンデミック、スペイン風邪は、戦死者より多くの人命を奪い、戦争の行方と戦後世界の情勢に大きな影響を与えた。そして、20世紀も押し迫った１９８０年前後に突然アメリカに現れ、静かなパンデミックとも言われたＨＩＶ感染症（エイズ）。疫病による悲劇は、悪い政治によって作られたこともあった。

本の後半では、かつては治療法がなく、ただ死を待つだけだった疫病に対する人々の戦いを追ってみよう。今では人類社会から根絶された天然痘は、かつては生を受けた子どもの2～3割もの命を奪っていた。コロンブス以降のアメリカでは天然痘などの疫病で先住民社会の崩壊をもたらしたが、種痘の福音を新大陸に伝える壮大なミッションがあり、時を経てその余波は日本にも及んできた。

壊血病と脚気は流行病であり、感染症と考えられていた。これらの疾患の解決法を見出し、克服するにはそれぞれ苦闘があり、いばらの道を乗り越えてきた。栄養障害説と感染症説との対立は、多くの命を無駄に失わせることにもなった。

ペストは中世以降も流行を繰り返し、多くの人命を奪ってきた。流行地香港で細菌感染であることを明らかにし、疾病対策と治療のために文字通り命を賭して研究に当たった日本人医師がいた。後に、香港では道路を青山公路と命名して、彼の偉業を称えている。

第二次世界大戦中に連合国で量産されたペニシリンは、微生物による感染症に対する特効薬であった。戦争末期に、あるフェイクニュースと、ドイツから潜水艦が持ち帰ったわずかな資料を元に、日本は多大な苦難を越えて独自にペニシリンを開発し、それが多くの命を救うことになった。そこでの努力は、やがて戦後日本の医薬工業の発展へと繋がり、今日の新型コロナウィルス禍でも、注目される薬品を生むまでに至った。

人類は、原始的な動物の時代から、ここで取り上げたよりもはるかに多い種類の病原微生物の攻撃を受け、数えきれぬほどのパンデミックを経験してきたはずだ。

感染を生き抜くのに有利であった体のメカニズムや遺伝素因の持ち主の子孫が今日の私たちだ。それらは、俗に体質と呼ばれるものであり、個人個人あるいは民族ごとに特徴がある。新型コロナウィルスに感染しても発症したりしなかったりするのは、何らかの素因があるのかも知れない。

幸い、19世紀中頃からの医学とそれを裏打ちする科学の発展は、病原体と戦う術を与えてくれた。また、統計学や経験則によって、どうしたら病気に罹《かか》らないようにできるか、マクロ的には病気の流行をどのようにして鎮めていくべきかが分かるようになった。手洗い・マスクにしろ、３密回避にしろ、まずは予防し、対症療法、あるいは期待されるワクチン、抗ウィルス薬で戦っていくしかない。

これまでパンデミックの都度、人類集団の在り方、流れが変わってきた。２０２０年の全世界的な新型コロナウィルス禍が、生物としてのヒトと、その集団としての社会にどう影響を及ぼしていくのであろうか。終息した後に、どのような世界が待ち受けるのであろうか。

世界史を変えたパンデミック／目次

図版・DTP　美創

第1部 世界史を変えたパンデミック

都市封鎖の起源となった病——黒死病《ペスト》

ヴェネツィアの絵ハガキに見つけた怪しい人物

かつてアジアからヨーロッパ、アフリカまでを席巻するパンデミックがあった。それによって歴史は大きく変わり、文明は崩壊寸前にまで追い詰められた。以降、人類は新しい病気の出現のたびにパンデミックに怯《おび》えることになる。

イタリア・ヴェネツィアは異空間、海に浮かぶ中世の小島だ。ビザンチン風のサン・マルコ教会や、アーチ型の列柱がバルコニーを美しく飾る宮殿、ゴンドラが集う波止場やその向こうに見える大きな教会の姿などは、いわゆる泰西《たいせい》風景画そのものである。

小船が行き交うグランド・キャナル（大運河）に架かるリアルト橋は『００７／ロシアより愛をこめて』のシーンで見覚えがある。すべてがまるで夢の中の景色のようで、細い路地の建物の壁すらも古色を帯びており、この島のどこに立っても、見まわすだけで千余年の歴史を感じられる。

　狭い通りに入ると、延々とスーベニア・ショップが連なり、つい心の中で皮肉を言ってしまう。「現代の『ヴェニスの商人』はみな土産物屋になってしまったのだ」と。

　そこでは、決まってカーニヴァル用の仮面が売られている。ピエロのような帽子に、目の周りに金砂銀砂《きんしやぎんしや》の隈《くま》が施されていて、ショー・ウィンドー越しに、この模様は顔面の感覚を伝えている三叉《さんさ》神経の走行に沿っているだとか、これはある種の皮膚の病気で見られるバタフライ・シェイプなどと、どうでもよい診断をしながら眺めていると、奇妙なマスクが目に飛び込んできた。

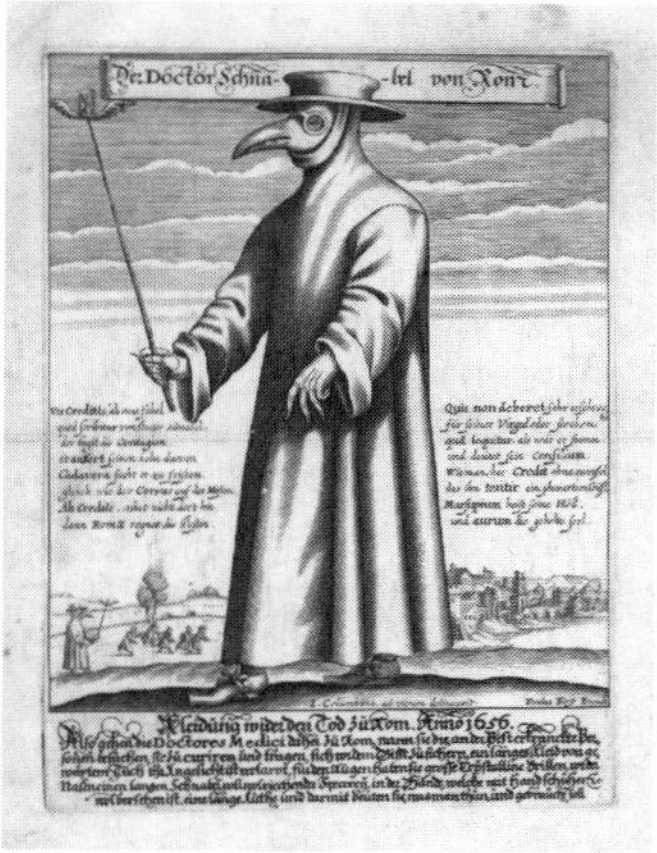

17世紀の版画に描かれたペスト医／大英博物館蔵

　一見すると肌色の鳥であり、それも美しくない。頭は禿《は》げていて、嘴《くちばし》は太めで長い。インドで見たことのある、ハゲワシそっくりな顔である。店の中には、帽子を被り、鳥頭の仮面を着けて黒くて裾の長いガウン姿で細い棒を持っている、怪しい人物の絵ハガキがあった。店の女性に聞くと〝イル・メディコ・デッラ・ペステ〟、ペスト医と答えた。

歴史上繰り返されてきた北イタリアでの感染爆発《アウトブレーク》

中世から近世にかけて、ヴェネツィアをはじめとするイタリアの都市は、メソポタミア、エジプトなどの東方世界からヨーロッパへの入り口であり、交易の中心地として、異邦人やもの珍しい物産、金銀財宝が流れ込んできた。

だが、到来物はそれだけではなく、しばしば疫病がやってきた。〝イル・メディコ・デッラ・ペステ〟のマスクが土産物の定番の一つとなっているのも、かつてこの水上都市でもペストが繰り返し猛威を振るったからであり、防疫に努めた医療者の姿をとどめているのだ。

そして2020年、突然にパンデミックとなった新型コロナウィルス感染症が世界中で報道されるようになり、ヨーロッパでは北イタリアが最初の感染爆発《アウトブレーク》の地となった。

検疫や都市封鎖という、平時にはおどろおどろしい響きを持つ事柄も、ヴェネツィアやミラノの歴史とは関わりが深いのだ。

北イタリアに限らず、ヨーロッパのどこの地域でも、中世以降は何度もペストに襲われてきた。なかんずく、14世紀中頃の大流行はヨーロッパの人口の30〜40%、２５００万〜４０００万人の命を奪ったと言われている。この時のペスト大流行は黒死病と呼ばれた。さらには、ペストはヨーロッパ土着の伝染病、つまり風土病化し、何百年かに亘《わた》って約２億人もが犠牲になったという。

ボッカッチョ『デカメロン』に見る黒死病

イタリアの詩人ジョバンニ・ボッカッチョが書いた『デカメロン』（十日物語）は、街に流行する黒死病を逃れて別荘に閉じこもった貴族たちが、退屈しのぎに語り合った小噺集であるが、その序章で、黒死病の病状と荒廃していくフィレンツェの世相を述べている[*1]。

時は主《しゅ》の御生誕一三四八年のことでございました。イタリアのいかなる都市に比べてもこよなく高貴な都市国家フィレンツェにあのペストという黒死病が発生いたしました。

（中略）数年前、はるか遠く地中海の彼方のオリエントで発生し、数知れぬ人命を奪いました。ペストは一箇所にとどまらず次から次へと他の土地へ飛び火して、西の方へ向けて蔓延《まんえん》してまいりました。惨《みじ》めなことでした。そのフィレンツェでは、人智を尽くして予防対策を講じましたが、空しうございました。（中略）

発病当初は男も女も股《また》の付け根や腋《わき》の下に腫物《はれもの》ができました。そのぐりぐりのあるものは並みの林檎ぐらいの大きさに、また中には鶏の卵ぐらいの大きさに腫れました。大小多少の違いはあるが、世間はそれをガヴォッチョロと呼びました。俗にいうぐりぐりで、医者が横痃《よこね》と呼んだものです。まず体の二箇所にできたその致命的なガヴォッチョロが、今度はところ構わず吹き出て腫れ出します。（中略）このガヴォッチョロが出たら人間まちがいなく死にました。いや今でも間違いない、死の極印《ごくいん》を押されたも同然です。（中略）

この病気の治療に役立つ医者の処置はなにもなく、効く薬もありません。病気の

> 特性が治療を受付けなかったか、それとも医師の無智のせいか。（当時は免状持ちの正規の医者のほかに、医学を全然勉強しなかった人が女も男も医療現場に加わって、その数はそれはたいしたものでした）。一体何が原因であるか医者にもわからない。だから処置の講じようもない。それに治る人はほんの僅かしかいない。というかまず全員いま述べた徴候が出た三日以内に、別に熱を出すでもなく、それ以外に特別の症状を呈するでもなく、多少の遅速《ちそく》の差はあれ、そのまま亡くなりました。（中略）これに罹《かか》った病人から病気が健康人に移るさまは、乾いた物体や油を塗った物体に近づくや火が飛び火するのと同じでした。

疫病が流行り、大儲けした奴もいた

熱が出ないこと以外は、ペストの症状と経過そのものである。そして、デカメロンにはパニックに陥ったフィレンツェ市民の様子が綴られている。

黒死病は人だけではなく、豚などの動物にも感染が及んでいる。人々は病人の世話をしなくなり、妻も夫を顧みず、父親や母親が子どもの世話をするどころか、そんな子ど

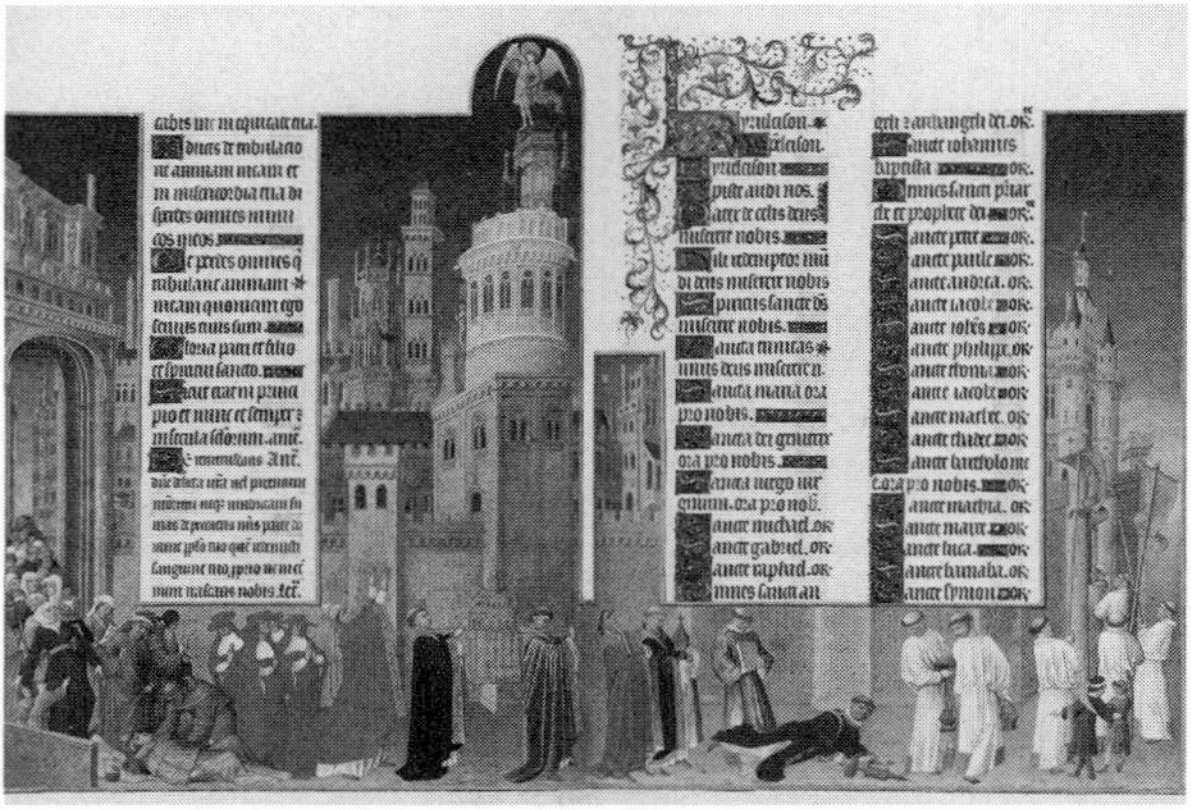

『ベリー公のいとも豪華なる時禱書』の挿絵。聖職者の列で、僧侶が倒れている

もははじめからいなかったかのように逃げていく。

使用人は法外な金で病人の面倒を見るのだが、彼らも病気に罹って死んでゆく。人が死ぬと、以前のようにしめやかにお弔いするのではなく、集まって大笑いして馬鹿騒ぎをする。大きな穴に遺骸を荷物のように何層にも重ねて埋葬する。

何十回も何百回も神へのお祈りが行なわれ、信心深い人は行列を作って町中を練り回ったが、それも虚しかった。

フランスの至宝『ベリー公のいとも豪華なる時《じ》禱書《とうしょ》』には、当時、教皇庁があったアヴィニオンで、聖職者が黒死病退散のために祈禱する行列の絵がある。そこには突然発症して倒れる僧侶が描かれている。

　ボッカッチョはさらに、街には屍体《したい》が溢れ、人々は働かなくなり、貧乏人が増えた一方、これを機会に大儲けした奴もいると非難している。風紀は乱れ、聖職者も酒や色ごとに溺れ、デカダンな生活を送るようになったともいう。

チンギスハンの猛攻がパンデミックの引き金に

『デカメロン』には黒死病が、〝数年前、はるか遠く地中海の彼方のオリエントで発生し〟と書かれているが、ことの起こりはさらに前で、もっと遠い国のできごとからだ。

　疫病は１３４７年に黒海のクリミア半島からコンスタンチノープル（イスタンブール）、ついでシチリア、マルセイユと地中海沿岸に及び、その次の年にはイタリア、フランス、スペインと西ヨーロッパの大部分を侵し、徐々に北の方に向かい、１３５１年にはロシアに到達している。

　クリミア半島のカッファにはイタリアのジェノヴァの植民都市があり、ここでの疫病から逃れた船がコンスタンチノープルにやってきて疫病を広げた。船はそこを追い払わ

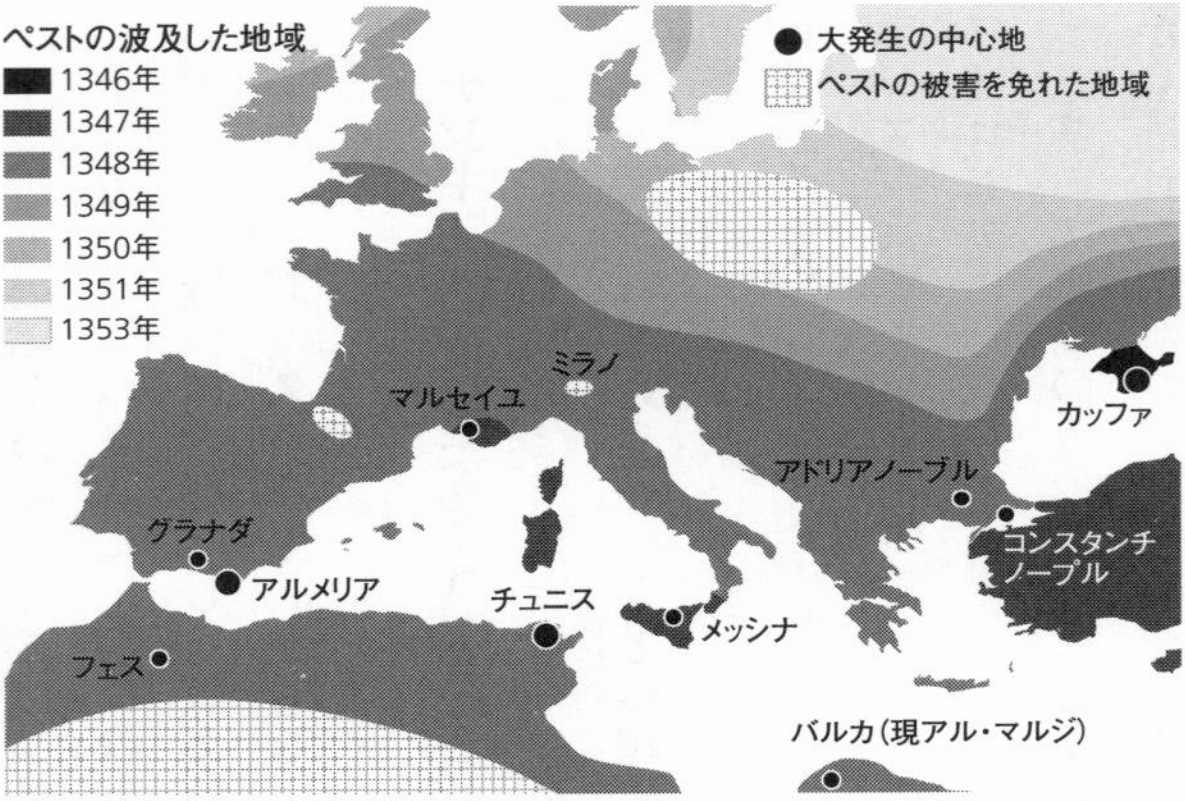

1346〜1353年ヨーロッパでの黒死病の広がり。『ヨーロッパの歴史　第2版』（東京書籍）より

れてシチリアを経て、最後にマルセイユにたどり着いた時は、ほとんど人は残っていなくて、幽霊船状態であったという。それでも疫病は広がった。

しかし、この病気はクリミア半島で最初に起こったのではなく、次のように言われている。

１２１３年にチンギスハンのモンゴル軍が中国の河北に侵入し、１２５３年に、モンゴル軍は中国南部の雲南地方などに侵攻した。その地にはもともとペストが風土病として存在しており、遠征軍が北方に戻る時にペスト菌も持ち帰ったという。

現在、モンゴルなどの中央アジアのげっ歯

類はペストの保菌動物とされており、タルバガンというジリスを食べたり触れたりした人の発症が、時々報道されている。

１２７１年にはモンゴル人は元《げん》王朝を打ち立て、南方を侵略して宋を滅亡させたが、１３３１年に中国で疫病が流行し、死亡率50〜70％で人口が激減した。疫病は元王室のメンバーにも及び、最終的には当時の中華帝国であった元王朝は衰弱して消滅してしまった。

ちなみに、元が日本侵攻を企《たくら》んだ元寇《げんこう》は１２７４（文永11）年と１２８１（弘安４）年で、なおかつ日本は撃退したので、この疫病は日本には及ばなかったとされている。が、なぜか１３３１（元徳３）年に、京都周辺で大量死をもたらした疫病が記録されている。

一方、中央アジアのネストリウス派キリスト教徒の墓地調査では、１３４０年前後に異常に高い死亡率が見られ、中国からカスピ海にかけての疫病の大流行が疑われている。ユーラシア大陸の東ヨーロッパから中国・朝鮮までをモンゴルが支配しており、交易とともに疫病もグローバル化して、ついにはパンデミックとなったのだ。

ペスト 年表

1213年	モンゴル軍　大挙して河北侵入
1253年	モンゴル軍　雲南地方など侵攻 ペスト菌を持ち帰り、モンゴル草原のげっ歯類に定着?
1271年	元建国
1279年	南宋滅亡
1331年	河北省で疫病　10人中9人死亡
1332年	旅行家イブン・バトゥータ ヒマラヤ山脈の南でペストと出会うと記述
1340年前後	中央アジアのネストリウス派キリスト教徒、 異常に高い死亡率
1346年	アラル海からカスピ海にかけて大流行
1347年	クリミア半島カッファに疫病 コンスタンチノープルに疫病波及 ヨーロッパに黒死病 以降、ヨーロッパではペスト流行が頻発
1347〜1349年	エジプトの人口の3分の1が死亡
1351〜54年	中国で疫病大流行　死亡率50〜70% （山西、河北、江西、湖北、湖南、綏遠、広東、広西省）
1368年	元滅亡
1665年	ロンドンでペスト大流行
1679年	ウィーンでペスト大流行
1720年	南仏マルセイユでペスト大流行
19世紀末	中国南部を起点に世界的流行
1894年	エルサン／北里柴三郎　ペスト菌の発見
1896年	緒方正規　ノミによる媒介発見

１３４７年にクリミア半島にいたのもモンゴル人の部族であり、地域抗争としてカッファを襲ったのだ。籠城して抵抗する市民に対して、モンゴル軍は自分たちの陣中で死んだペスト患者の死体をカタパルト（投石機）でカッファ市内に放り込んだという。その結果、市内に疫病が発生し、船で逃げ出す人がいたということだ。

カッファからの疫病はコンスタンチノープルを経由してヨーロッパだけではなく、メソポタミアや北アフリカにも広がり、エジプトでも人口の３分の１が亡くなっている。

病以上に恐ろしい〝インフォデミック〟

14世紀前半のヨーロッパは、農業生産性が上がり、人口も増えてきて豊かになりつつあったが、黒死病、つまりペストの到来で、４、５年の間に人口の４分の１～３分の１、２５００万～４０００万人が亡くなったという。

街には人気《ひとけ》がなくなり、無住の村々や集落が点在するようになった。ある修道院に人が訪れたところ、１００体以上もの変わり果てた修道士たちの骸《むくろ》だけがあったという。墓地には、ラッシュアワーのように次々と棺が運び込まれたが、いちいち埋葬する暇が

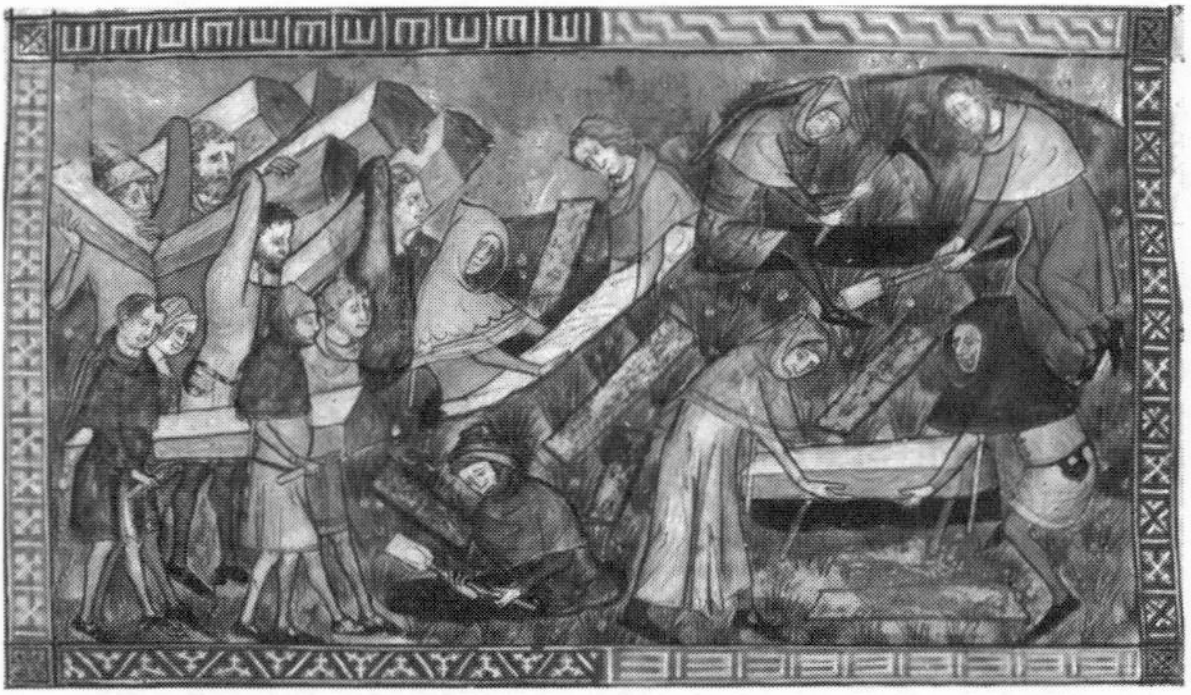

棺が押し寄せる墓地。ジル・リ・ミュイジス『トゥルネのペスト年代記』より／ベルギー王立図書館蔵

なくなり、大きな穴に死体を投げ入れ、一人一人に小さな金属の十字架を置くだけの埋葬になった。

疫病による大量死が起こると、噂や思い込みが飛び交うようになり、社会不安を引き起こす。新型コロナウィルス禍《か》では、世界保健機関（ＷＨＯ）は、病気の世界的流行を意味するパンデミック（Pandemic）とともに、誤った情報が蔓延して社会に害を及ぼすインフォデミック（Infodemic：Information epidemic）を警告している。

人々は情報に踊らされてパニックになり、トイレットペーパーやマスクが品薄になるだけではなく、某国が仕掛けた生物兵器の陰謀

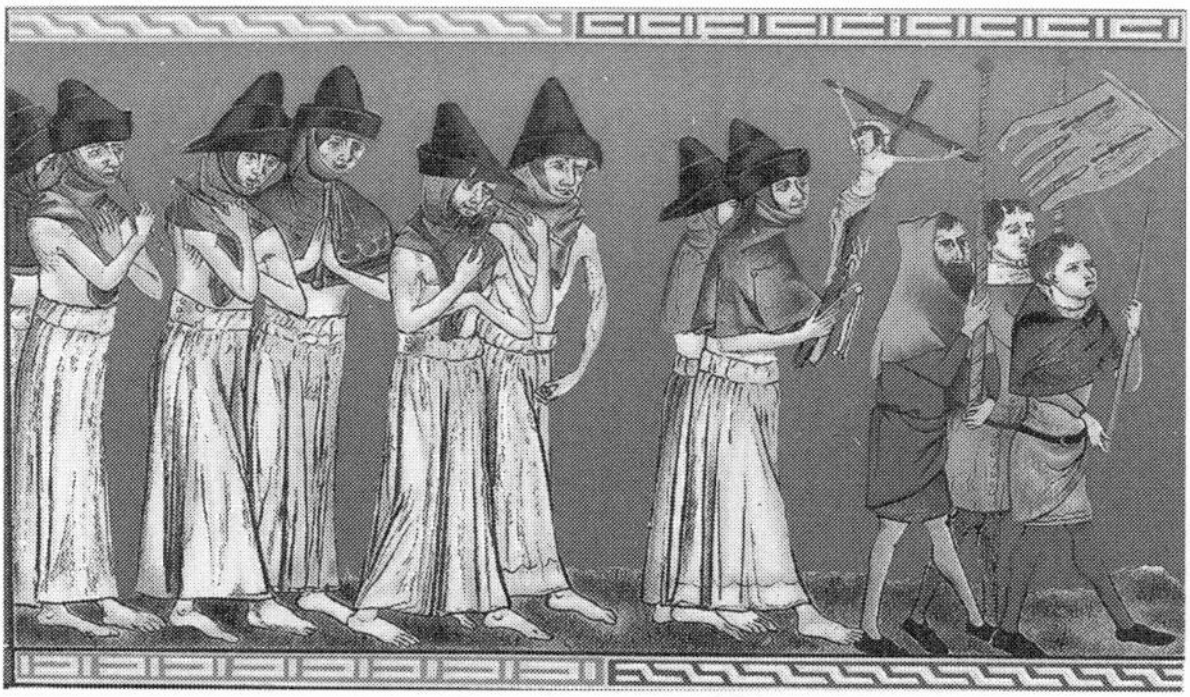

むち打ち苦行者。ジル・リ・ミュイジス『トゥルネのペスト年代記』より／ベルギー王立図書館蔵

だなどという話がインターネット空間に飛び交ったりして、時には政府の要人も踊らされている。民族や人種、宗教による差別や迫害にも発展しかねない。

　黒死病の時も、インフォデミックは深刻な結果をもたらした。疫病の原因となる毒を、ユダヤ人たちが井戸に投げ込んだのだと、シナゴーグ（ユダヤ教礼拝所）が襲撃され、ポグロム（ユダヤ人虐殺）が、南仏でも、ジュネーブでも、バルセロナでもと各地で頻発した。フランスとドイツの境にあるストラスブールでは、２０００人ものユダヤ人が焼き殺され、ポグロムはドイツ各地にも飛び火していったという。

また、狂信的な宗教心からカルト集団が発生し、自分の体にむちをビシビシ打ちながら懺悔の行列をするむち打ち苦行者の異様な光景も見られた。彼らは、やがて教会を否定して異端に走り、暴徒化した。信仰からかデカダンスからか、踊り狂う集団も各地に現れた。

事態を重視した教皇クレメンス6世は、ユダヤ人迫害の禁止やカルトの解散の詔勅《しょうちょく》を出したが、効果はなかった。むち打ち苦行者への懲罰で、教会の前で刑吏がむち打ちをしたという、矛盾したブラック・ユーモア的な話もある。

なす術のない病に立ち向かう医師たちの恐怖

ヨーロッパに現れた黒死病は、治療法も分からない伝染病であり、高い致死率は、治療に当たる医師や看護人にも及んだ。医師として黒死病を記録した、パリのジェンティーレ・ダ・フォリーニョについての記録。[*2]

6月に、尊敬する先生は週3回服用する丸薬の処方箋を作っていた。そのときジエンティーレ自身が病に倒れた。それまでペスト患者の面倒を実によく診たからであった。これは6月12日のことであった。ジェンティーレはそれから6日間生き、そして死んだ。

現在、セーヌ川に浮かぶシテ島にあるパリ市立病院「オテル・デュー（神の家）」は7世紀フランク王国の頃、疫病流行に際してノートルダム寺院の養生所として造られた、ヨーロッパ最古の病院の一つである。

1349年にペストがパリを襲ってきた時、オテル・デューでは一日に500人もが黒死病で死んでいたが、次のように記録されている。[*2]

> 敬虔《けいけん》な修道女たちは恐れを知らなかったので、愛情深く親切に患者を介護し、みずからの恐怖心など忘れていた。

疫病が治まった時には101人いた修道女のうち62人が亡くなっていたという。

当時、南フランスのアヴィニオンにあったローマ教皇庁の侍医で、当代の医学的権威、ギ・ドゥ・ショリアクは次のように書き残している。[*2・*3]

（アヴィニョンでは疫病は）７カ月間続いた。（中略）医療行為は無効であっただけでなく、危険でもあった。医師たちは感染を恐れ、あえて患者を訪問するものもなかったからである。たとえ訪問したとしても、何もしてやることはできず、すべて死亡してしまったからである。（中略）わたしは恥をかかないためにあえて逃げ出さなかった。いつでも恐怖に苛まれていたが、説明したように、出来る限り自分を守ろうとした。それにもかかわらずついに鼠径部《そけいぶ》にも腫脹ができ、熱が下がらず、６週間病床についてしまった。わたしの状態は命に関わるほど危険だったので、友人たちは皆わたしは死ぬだろうと思っていた。しかし神の御意志によって腫脹が全治し、回復することができた。

罹ると死亡率60〜80％で、猛威を振るう疫病の前になす術なしでは、たくさんの医者

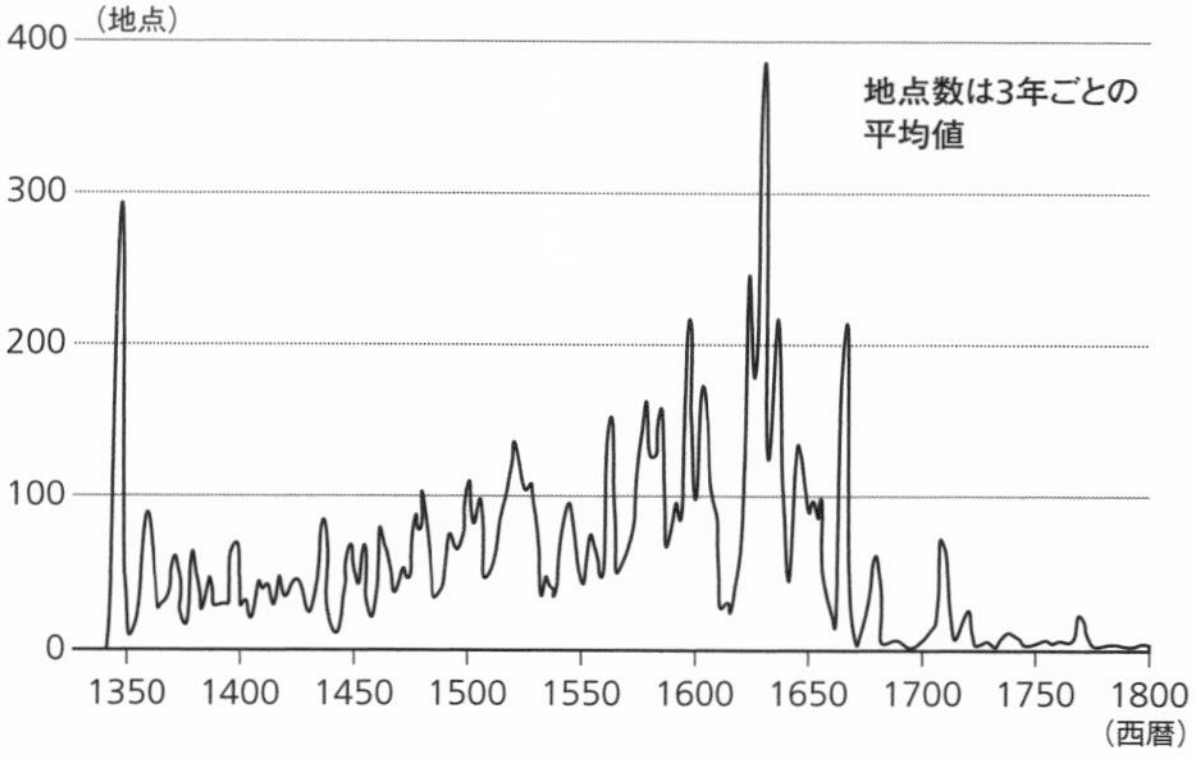

北西ヨーロッパのペスト発生地点数。
『歴史のトポロジー』(樺山紘一著、青玄社)より

が逃げ出したというのも、ふしぎではない。

奇怪なペスト医の衣装は現代から見ても合理的

14世紀中頃の黒死病でペストが過ぎ去ったのではなく、それ以降もヨーロッパでは何度も流行を繰り返し、定着してしまった。流行のたびに、ロンドンやパリ、ウィーンなどから家財道具を馬車に載せて脱出する医者の姿が記録されている。が、何百年の後の倫理観で安易に非難はできないし、今日でも狂牛病や新型インフルエンザ、エボラ出血熱などの新しい感染症のたびに、似たような話が繰り返されている。

そして、侍医の記録からもう一つ分かることは、罹っても治る人がいたことだ。黒死病が流行した時のビザンツ帝国皇帝、カンタクゼノスは医学に興味を持っており、大腿部や脇の下の大きな腫れ物を切開して膿《うみ》を出すと、予想に反して助かる人がいて、しかもこれで助かった人は二度と感染しなかったことをレポートしている。

現代の医学知識で解釈すれば、切開排膿《はいのう》で体内のペスト菌量が減り、同時に免疫が獲得されたということだ。また、何らかの遺伝的な体質の中にペスト抵抗性の個人差が隠されていた可能性がある。各種の血液型やＨＬＡ（ヒト白血球型抗原）、あるいは他の組織抗原となるタンパクなどの物質、酵素などに、ペスト菌に強いいろいろな素因が隠されているのだろう。

後の時代に起こったペストの流行時には、患者の家族で生き残った者がペスト医（イル・メディコ・デッラ・ペステ）に指名されたという。ペストに罹りにくそうな人を選んだのだ。大予言で有名なノストラダムスも16世紀の南仏のペスト医だった。

一見、奇怪なペスト医の衣装は、イタリアだけでなく、パリやイギリスの古い絵にもあり、ヨーロッパ各地の医師に用いられていた。

見掛けはおどろおどろしくて滑稽だが、案外それなりの医学的効果があった防護服かもしれない。使い捨てではないにしろ、全身を覆い尽くすガウンは、感染症防護服としては合理的である。病原体が何だったかは分からなかったにしても、病気の毒素が付着しないように、薄い絹などのツルツルの素材だ。手に持った細い棒は、感染した患者に直接触らずに脈を診るためのものだ。

異様なのは鳥のような仮面である。ハゲワシやコウノトリのように太くて長い嘴《くちばし》には、香料やハーブを詰めたのだという。細菌の概念のない当時は、伝染病は悪い空気や臭気によってもたらされると考えられていた。奇妙な鳥仮面はマスクと同じく、呼吸する空気の清浄装置だったのだ。香料やハーブには抗菌効果があり、その点でも多少は防護性があったように思われる。

黒死病対策で編み出された都市封鎖

しかし、当時の治療法で有効なものはほとんどなく、医学的に残された成果や教訓はわずかだった。病因も分からなければ治療法も編み出されなかったが、一つ、確実に公衆衛生上の進歩があったのは、隔離や検疫の制度だ。

これらは今日でも有効であり、2020年の新型コロナウィルス禍でも、疾患封じ込めの対策として取られている。

黒死病の流行地は周囲から町ごと隔離されて封鎖され、周囲との往来が制限された。ボッカッチョの『デカメロン』にも、市当局に特別に任命された役人が、病人の市中への立ち入りを禁止して、衛生管理の周知徹底の御触書《おふれがき》を出したと書かれている。また、患者の家も封印され、中に人間の生存する気配がなくなると、焼き払われたりした。

北イタリアの主要都市ミラノは新型コロナウィルス禍でも、流行初期に急速に患者が増加したために、いち早く都市封鎖されたが、黒死病の時にも積極的に都市封鎖がなされた。イタリアの他の地域での流行を知って、ミラノは城門を内側から封鎖し、周囲との交流を絶ったのだ。その結果、26ページの図のように黒死病を免れた。

しかし、10年後に再びペストがイタリアで流行し、今度は子どもが主な感染者だったが、ミラノでは大人にも大流行した。ペスト菌への免疫がなかった人たちが罹ったのだ。シェイクスピアの代表作『ロミオとジュリエット』では、このペストの防疫が悲劇のプロットとなっている。

ロミオとの秘密の結婚後、親からの無理強いの結婚を逃れるため、ジュリエットは死んだように見せかける偽の毒薬を飲んだ。そのことをロミオへの手紙に書いたのだが、それが届かず、息をしていないジュリエットを見て絶望したロミオは自殺した。目覚めたジュリエットも息絶えたロミオを見て後を追う。5幕2場で、手紙を託された修道僧ジョンは次のような台詞を吐いている。[*4]

> 掟に随《したが》い、同門の修道僧を道連れにしようと思い、それがこの町の病人を見舞っている所を探し当てましたが、町の検疫官から、両人とも伝染病 (pestilence) 患者の家にいたとの疑いをかけられ、その家の戸という戸に封印をされ、一歩も外へは出して貰えず、マンテュアへ急ぐべき使いも遂に足留めを食ってしまいました。

船の検疫もヴェネツィアの黒死病対策が起源

今般空港やクルーズ船などで注目された検疫制度も、この時代のヴェネツィアが起源である。

かつて、この海上都市は貿易で栄えており、大きなガレー船などが小アジアやエジプト、黒海からひっきりなしに訪れ、疫病もそれに乗ってやってきた。

１３７４年、ヴェネツィア共和国は感染した船を港から閉め出す権限をもつ臨検官を３名任命した。アドリア海に面したヴェネツィアの植民都市、ラグーザで本国に入港する前の船を30日間係留し、伝染病が発生しないことを確認させた。その後、それでは期間が短いというので、40日間の係留となった。

ラグーザは、現在はクロアチアのドゥブロヴニクである。世界遺産で中世そのものの佇まいのこの港湾都市に、そのようなエポックメイキングな歴史があったのだ。40日はイタリア語で quaranta giorni なので、英語で検疫を quarantine という。

祈り・救済・鎮魂の芸術

ローマのバチカンにある、カソリック教会の総本山サン・ピエトロ大聖堂。入って右手の壁のくぼみ（龕《ずし》）にある、磔《はりつけ》の十字架から降ろされたイエス・キリストを膝の上に抱えるマリアの像は、静かに悲しげな面立ちである。

ルネサンスの巨匠ミケランジェロが24歳で彫った《ピエタ》だ。ピエタとは慈悲の意味だ。

１４００年代から１５００年代にかけてのルネサンス期の芸術作品には、宗教をモチーフにしたものが非常に多い。《ピエタ》やラファエロの《聖母子像》などのように、静謐で繊細な宗教美術が数多く生み出された。

《ヴィーナスの誕生》や《春》などのアルカイックで明るい作品で有名なボッティチェリにも、たくさんの祈りや救済の宗教画がある。

ルネサンスは黒死病の大流行が過ぎ去ってしばらくして始まり、鎮魂のムードが漂っている。宗教画でなくても、その頃の書物や絵には、「メメント・モリ（死を忘れるな）」と口にして、「ダンス・マカブル（死の踊り）」を誘う骸骨が出てくる。今がどんなに偉い王様王妃様であっても、死神は常にお前の側にいるのだぞというのだ。

ブリューゲルの《死の勝利》という絵では、おびただしい数の骸骨の軍団が、美食にふけり宴を楽しんでいる人々に襲いかかっている。日常生活の中に、突然、死が押し寄せてくるのだ。

祈りの場である教会も数多く建てられた。ヴェネツィアの波止場からグランド・キャナルを隔てて臨む、サンタ・マリア・デッラ・サルーテ（健康の聖母）教会やレデントーレ（救世主）教会は、ヴェネツィアの風景画の定番だが、この島を襲ったペストの大流行のたびに、鎮魂のために建てられた聖堂なのである。

また、オーストリアのウィーンでは彫刻が施されたペストの塔が観光スポットとなっている。これは黒死病より後の１６７９年時流行のことではあるが、凄惨《せいさん》なペスト禍が過ぎ去ったことの感謝と鎮魂のために建てられたものである。規模は小さくても同じようなペストの塔はハンガリーのブダペストなど中欧の各地に残されている。

現在ではほぼ制圧された病に

幸いペストの大流行はヨーロッパでは18世紀を最後になくなった。19世紀末のアジアでの流行で、原因菌や流行のメカニズムが解明され、20世紀になって抗生物質が出てきて、ほぼ制圧されている。

比類なき大量死をもたらした黒死病が、はたして現在のペストと同じ病気だったのか、重い症状をもたらす別の感染症ではなかったのかという議論も、医史学の学者の間にはあった。

が、南フランスのモンペリエや、イギリスのロンドンなどの墓地で発掘された黒死病犠牲者の骨からは、ペスト菌と同じＤＮＡが検出されている。

14世紀中頃にヨーロッパを襲った黒死病のパンデミックはおびただしい大量死をもたらし、激減したヨーロッパの人口が黒死病以前に回復したのは16世紀になってからである。労働人口の減少は、ジャックリーの乱やワット・タイラーの乱などの農民の反乱を呼び起こした。そして、領主や修道院などの荘園が衰退し、地方の領主を中心とする中世的な封建制から、国王を頂点とする中央集権制へと、社会構造が変わっていった。

全世界に強くネガティヴな影響をもたらしている新型コロナウィルス禍が過ぎ去った後、国際的にも、国内的にも、世の中はどういう様相に変わっているのだろうか。

＊１―ボッカッチョ著、平川祐弘訳『デカメロン』河出書房新社、２０１２年
＊２―クラウス・ベルクドルト著、宮原啓子ら訳『ヨーロッパの黒死病』国文社、１９９７年
＊３―ハインリッヒ・シッパーゲス著、大橋博司ら訳『中世の医学―治療と養生の文化史』人文書院、１９８８年
＊４―福田恆存著『福田恆存翻訳全集　第五巻』文藝春秋、１９９２年　現代かなづかいに改めて引用
・ジョン・ケリー著、野中邦子訳『黒死病―ペストの中世史』中央公論新社、２００８年
・宮崎揚弘著『ペストの歴史』山川出版社、２０１５年
・Brossollet J, Mollaret H: Pourquoi la peste? Gallimard, 1994

永遠の都を守った「ローマの友だち」
——マラリア

エンデミックに守られるローマ

全世界的に広がる流行病をパンデミックというのに対し、局所的、風土病的流行をエンデミック（endemic）という。永遠の都ローマは、何度もこのエンデミックにより、外からの侵入者を排除してきた。

西暦２０００年の大聖年の年、ローマのバチカンを訪れた。サン・ピエトロ広場は、世界中からやってきた多くの人で溢れ、白い教皇専用の車に乗って群衆の間を廻るヨハネ・パウロ2世に向けて、みなが熱狂的な歓声を上げていた。

教皇は、パーキンソン病に罹っていて、前かがみの姿勢でバーを握りしめながら、信者たちに祝福の挨拶をしていた。この日のローマはカラリと晴れ渡り、かつて猛威を振るった疫病の噂も聞こえなかった。

歴代教皇の命を奪ってきたマラリア

サン・ピエトロ大聖堂に附属するシスティナ礼拝堂は、ミケランジェロの天井画《天地創造》と、祭壇の後方にある壁画《最後の審判》とで彩られた壮麗な空間だが、コンクラーヴェの場でもある。

コンクラーヴェとは、枢機卿《すうききょう》（教皇選挙権をもつ高位聖職者）同士が何回も何回も根比べのように投票して新しい教皇を決めることだ。１６２３年夏、ここでのコンクラーヴェで未曽有の事態が起きた。

7月8日、グレゴリウス15世が在位期間2年余で熱病（高熱が出る病気）により薨去《こうきょ》した。この年の夏は熱波がローマを襲い、さらに熱病の流行が追い打ちをかけていたのだ。

早速コンクラーヴェが催され、24人の枢機卿が招集されたが、10人がマラリアで倒れ、8人が亡くなった。外に控えていた枢機卿たちの従者40人も犠牲になっている。なぜか用意されていた投票用紙は20枚だったというから、枢機卿たちの誰かが亡くなることを勘定に入れたブラック・ユーモアだったのだろうか。

８月６日になってやっと、ウルバヌス８世が選ばれた。彼自身もマラリアに罹ったが、なんとか生き延びていた。

この教皇はそれなりに歴史に名を残しており、建造に１２０年かかっていた２代目サン・ピエトロ大聖堂を在位中に完成させた。また、地動説を支持して異端と糾弾されていたガリレオ・ガリレイの親しい友人でもあった。

調べてみると、西暦１００１年～２０００年までの間の二千年紀に正統な教皇は１２６人が登位して、20人が熱病で亡くなり、このうちマラリアあるいはマラリアが強く疑われる教皇は９人である。

１５９０年選出のウルバヌス７世は、コンクラーヴェで教皇に選出されたその日に発症し、13日目に亡くなった。１０４８年のダマスス２世は在位23日で、これもマラリアにより短期間で神に召されてしまった。

有名な教皇では、史上最強の教皇権を振るい、第４回十字軍を組織したと、高校の世界史の教科書にも書かれているインノケンティウス３世や、そのほかルネサンス時代の個性的な教皇たちが３人もマラリアで亡くなっている。

スペイン出身のアレクサンデル6世は、非常に贅沢かつ傲慢で、お札を買えば罪が許されるという免罪符で信徒から浄財を集めようとして、その阿漕《あこぎ》さをマルチン・ルターに糾弾され、宗教改革を呼び起こした。

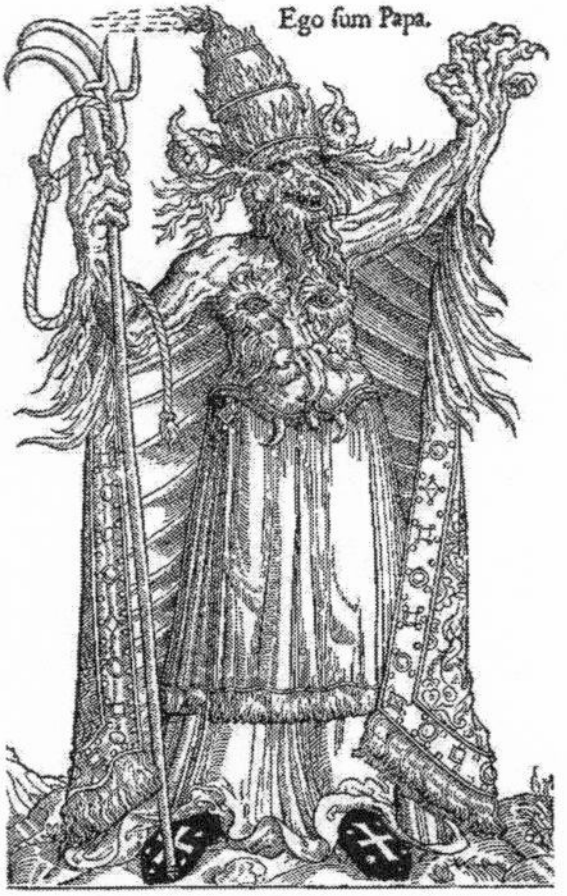

アレクサンデル6世を悪魔にたとえた風刺画。15世紀末〜16世紀初めの版画

塩野七生氏の著書『チェーザレ・ボルジアあるいは優雅なる冷酷』の主人公の父親でもある。親子で一緒に食事した後にこの教皇は高熱を出して亡くなり、以後、チェーザレの力が落ちたという。毒殺の噂もあるが、マラリアだったと言われている。

2代後のユリウス2世は、武力で教皇領拡大を図った。剣を持った教皇とも呼ばれており、ミケランジェロにシスティナ礼拝堂の天井画《天地創造》を無理矢理描かせた人物でもある。在位10年、70歳でマラリアと思われる熱病で亡くなった。

その次のレオ10世は、フィレンツェのメディチ家出身で、《システィーナの聖母》の絵で有名なラファエロのパトロンだった。痔が持病で、ヒ素入りの軟膏を肛門にすり込んで暗殺しようとした主治医を八つ裂きの刑に処したという。やはりマラリアで亡くなっている。

『神曲』でマラリアを描いたダンテもまた犠牲に

このように、ローマではしばしばマラリアが大流行し、何人もの教皇や枢機卿が罹っている。昔は、この辺りは沼沢地《しょうたくち》で、沼地の真ん中にある寺院がバチカンであったのだ。

14世紀初めの詩人、ダンテ・アリギエーリが書いた『神曲』の中に次のような文章がある。[*1]

> 瘧《ぎゃく》をわずらう人、悪寒《さむけ》を覚ゆる時迫れば、爪既に死色を帯び、ただ日蔭を見るのみにてもその身震いわななくことあり。

瘧とはマラリア発作のことで、抑えることができないくらいの非常に強い震えと、悪《お》寒《かん》と発熱が症状である。

またダンテは次のようにも書いている。

> 七月九月の間に、ヴァルディキアーナ、マレムマ、サールディニアの施療所《せりようじよ》より
> 諸々《もろもろ》の病みな一の濠にあつまらば　そのなやみこの処《ところ》のごとくなるべし。

これらの施療所は存在が確認されているという。そして、ダンテ自身も1321年にマラリアで『神曲』の世界に行ってしまった。ちなみに、中世最大のパンデミック〝黒死病〟はこの直後、1348年にヨーロッパのみならず、世界中を席巻した。

このように中世以前のマラリアと疾病について年表にすると、次ページのようになる。

古代ローマ人は病原菌を的確に見抜いていた

地中海周辺の地域にはマラリアが昔からあり、天然痘やペスト等の疫病と混在していたが、マラリアの微生物原因説は古代ローマ時代にすでに言われていた。

マラリア 年表

BC323年	アレクサンドロス大王　熱病（マラリア?）で死亡
305年	エジプトにマラリア流行
264年	第一次ポエニ戦争　ローマにマラリア増加
1世紀	ローマの文人ウァロ　マラリア微生物原因説
AD60年	ネロ治世下に疫病流行
410年	西ゴートのアラリック　熱病（マラリア?）で死亡
962年	オットー1世神聖ローマ帝国皇帝即位 歴代皇帝とその軍隊、ローマでマラリアに苦しむ
1077年	カノッサの屈辱 ハインリッヒ4世　ローマ攻囲中マラリアと対峙
1527年	カール5世　サッコ・ディ・ローマ
1717年	ジョヴァンニ・マリア・ランチジ 「マラリア（悪い空気）から発散する毒について」著述。 沼地の干拓とテヴェレ川の排水を提案
17世紀初め	キナの木発見（ペルー）
1820年	キニーネ分離
1880年	ラヴェラン　マラリア原虫発見
1897年	ロス　ハマダラカによる媒介発見
1943年	連合軍　殺虫剤によるマラリア・コントロール

紀元前75年にローマの護民官を務めたマルクス・テレンティウス・ウァロが『農業論』という本の中に、「家屋の敷地には沼沢などがあるかないかを十分顧慮しなければならない。沼沢には目に見えないある種の小動物が発生して、大気中に飛散して人の鼻腔から体内に侵入し、重い病気を起こすからである」と記載しているという。[*2] 細菌などの病原性微生物が発見されるよりも約２０００年前の記述である。

古代ローマには優れた土木技術があり、治水事業や水道の整備などが進んでいて、マラリアの流行はひどくはなかったが、マラリア罹患《りかん》が疑われる古代ローマ皇帝もいた。初代皇帝のアウグストゥス、次のティベリウス帝や、五賢帝の一人で、強大になったローマ帝国の安定と繁栄に努めたハドリアヌス帝などだ。

西暦４７６年に西ローマ帝国が滅んでからは、蛮族の襲来が相次ぎ、そのたびに水道とテヴェレ川の堤防が破壊されてローマ周辺は湿地帯となり、マラリアが本格的に風土病として定着してしまい、「ローマ熱」と呼ばれた。

ローマを襲う民族はマラリアに阻まれる

この章の表題「ローマの友だち」という言葉は、中世の学者で、フランク王国のカール大帝の顧問でもあったアルクィンの言葉である。

イングランド出身だが、若い頃にローマに留学し、後にライン川流域のアーヘンにある、カール大帝の宮廷に召し抱えられた。

その地でアルクィンは時々熱を出し、震え、そのたびに「ローマの友だちが来た」と口にしていた。皮肉を込めてマラリアのことをそう呼んでいたのだ。

現実の歴史でも、やはりマラリアは「ローマの友だち」であった。古代末期の民族大移動では、何度もいろいろな蛮族がローマに襲ってきたが、どの民族も定着できなかった。

４１０年に起きた西ゴート族侵入がゲルマン民族大移動の最初で、ローマを荒らし回り、古代文明の中心地に大打撃を与えた。が、この時、族長のアラリック自身は熱病に罹り、ローマを脱出して南イタリアの山中に逃れたが、そこで亡くなっている。

その後も、ヴァンダル族や東ゴート族などの侵攻があったが、いつも熱病が蛮族の前に立ちはだかっていた。

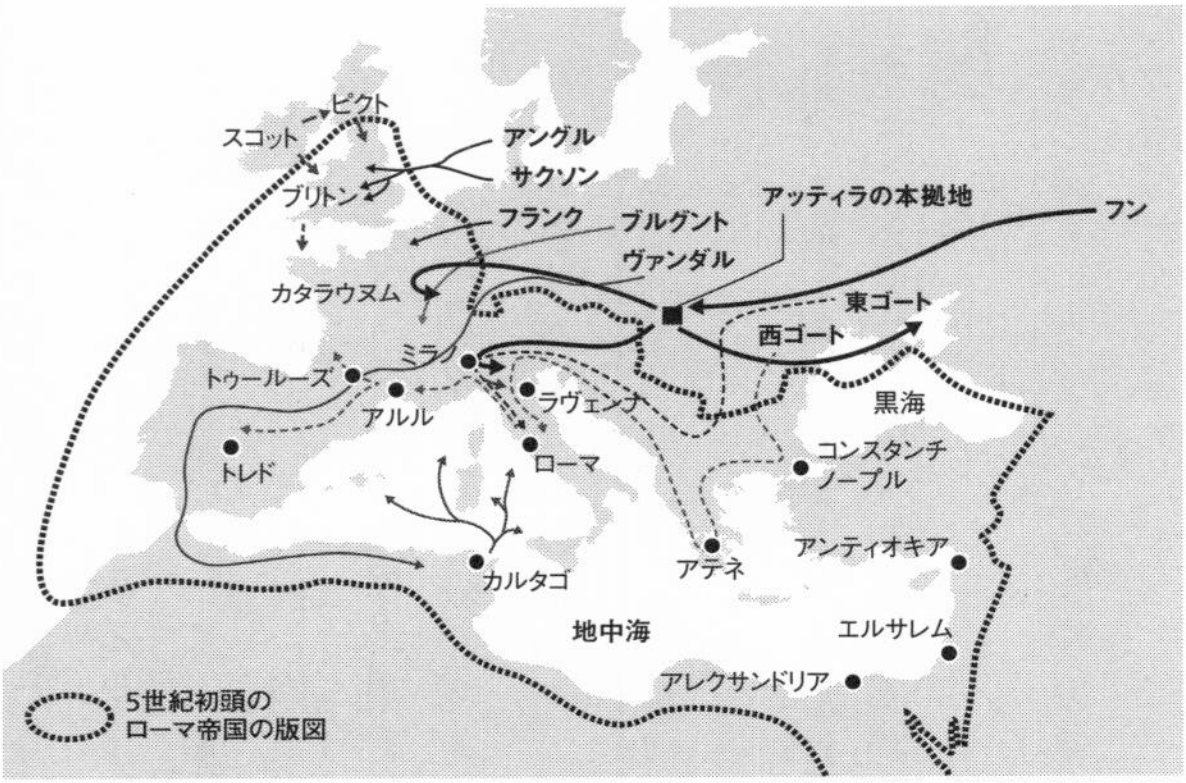

ゲルマン民族移動の軌跡。ローマを回避している。『ヨーロッパの歴史　第2版』（東京書籍）より

キリスト教全盛の中世になっても、神聖ローマ帝国などの勢力が何度もローマをねらった。が、なおもマラリアによるガードは堅かった。

神聖ローマ帝国といっても本拠地はアルプス北方で、皇帝も兵隊たちもドイツ人であり、温暖で豊か、それに文化的で華やかに映るイタリアを征服したくてしょうがない。ローマ教会保護を口実にしてはアルプスを越えてイタリアに下りてくるのだが、その都度失敗した。

カノッサの屈辱は、ハインリッヒ4世という若い神聖ローマ帝国の皇帝がローマ教皇に破門され、雪の中を裸足で立ち尽くして許し

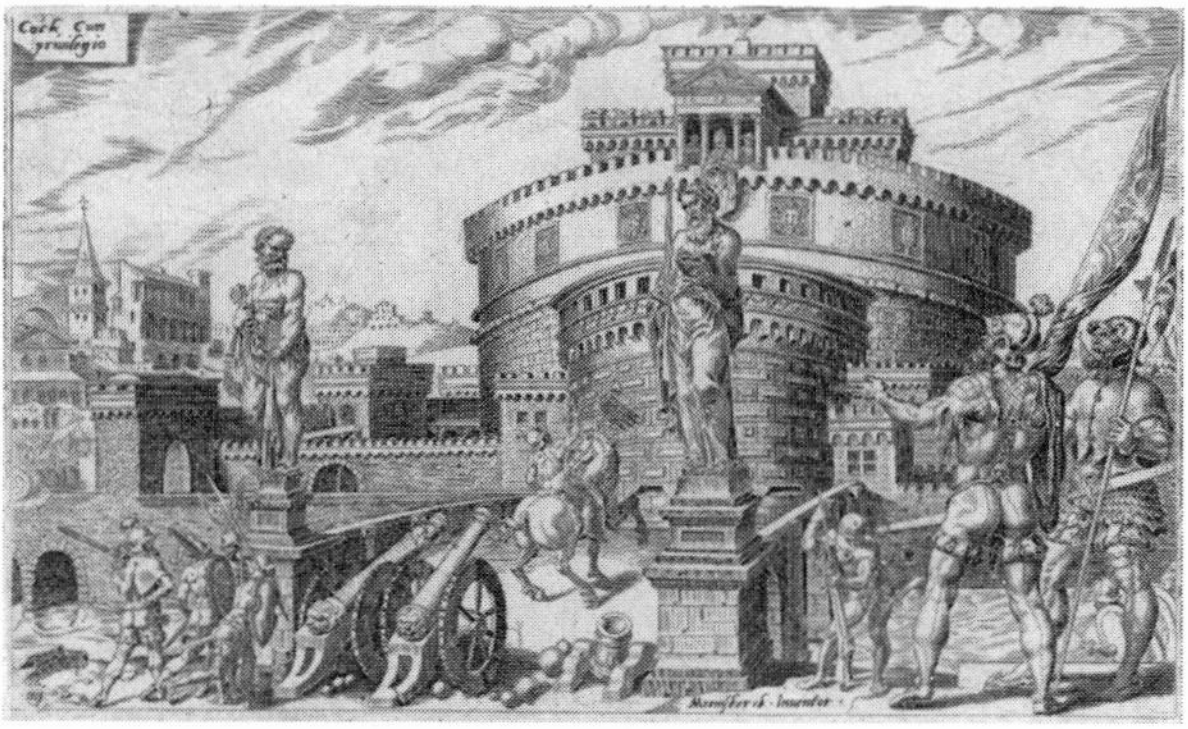

《皇帝カール5世の勝利》版画、1555年／大英博物館蔵

を乞い、３日後にやっと許されたという、教科書にも出てくる中世の大事件である。

その後は一転して、反撃に出た皇帝が教皇を追い詰めまくり、ついにはローマから追い出したのだが、やがてドイツ人の軍隊はみなマラリアで倒れてしまい、結局は撤退せざるをえなかった。

それから４５０年経った１５２７年、イタリアはルネサンスのまっただ中であった。ついこの間まで、ラファエロは画筆を走らせており、ミケランジェロも彫刻を刻んでいた。そこに神聖ローマ帝国皇帝カール５世の軍隊がイタリアに侵攻してきた。

軍隊は、今回もドイツ人傭兵が主力で、し

かも、カソリックに反感を持つプロテスタントが多かった。5月にはローマを襲い、教会も修道院も貴族の家も見境なく襲って、金銀財宝を奪い、聖職者はなぶり殺しにし、尼僧でも凌辱《りょうじょく》された。

身代金を要求された教皇クレメンス7世は、バチカンからカステル・サンタンジェロに逃れて籠城した。この時、スイス人の護衛隊は最後まで教皇を守りきって壊滅している。この奮戦を徳として、それ以降今日に至るまで、ミケランジェロのデザインによる紺・赤・黄の粋な制服のスイス衛兵が、教皇の警護を行なっている。

皇帝軍はしばらくはローマに居座り、略奪と暴行の限りを尽くした。1万人近くの市民が殺され、大勢がローマを離れ、人口は5万５０００人から1万人へと激減した。

こうして、華やかなルネサンスの時代にピリオドを打つことになったが、教皇から莫大な身代金を手にしたものの、皇帝の傭兵たちはローマに居すわることはできなかった。夏になると熱病が流行して、兵隊たちは次々とマラリアに倒れ、軍は勢いを失ってしまった。今度も疫病がローマを救ったのだ。これがサッコ・ディ・ローマ（ローマの劫掠《ごうりゃく》）といわれる事件である。

信心深い人々にも疫病は容赦しない

しかし、疫病はローマ教会の敵味方を区別はせず、教皇を慕って集まる善男善女にも容赦しなかった。現代でもそうだが、たくさんの人々が聖地巡礼ということでローマを訪れ、サン・ピエトロ大聖堂に詣でる。だが、中世ヨーロッパでは往きはよくても、帰り道はしばしば怖いことになっていた。ローマで熱病をもらい、力尽きてしまうのだ。

１４５０年の聖年では特に著しく、巡礼者たちのおびただしい数の死体が街道筋に横たわり、道端に数多くの墓標が立ったという。

当然、信仰の中心であるカソリック教会が何とかしなければいけないことだが、ローマ教皇が組織的にマラリア対策を施したのはかなり後の時代になってからである。

１５８５年から5年間在位した教皇シクストゥス5世は、強引にそれまでのローマを変えた人物で、古代の遺跡に潜んで悪事を行なうことで悪名高いローマの盗賊を、何百人も首つりにした治安面での功績が言われているが、同時に灌漑《かんがい》事業も行なっている。

その結果、マラリアも減少した。バチカン市国発行のマラリア切手にはシクストゥス５

世の名前が印刷されている。

１７１７年、ローマ教皇の侍医だったジョバンニ・マリア・ランチジは著書の中で、マラリアから発散する毒について述べている。マラリアという言葉はイタリア語でmal aria、悪い空気という意味であるが、これが疫病の原因ではなく、暑い夏に大量に発生する蚊が媒介し悪い毒が伝播《でんぱ》するのだということを主張し、さらに沼地の干拓《かんたく》とテヴェレ川の排水を提案した。だから、現在、このローマの風土病「ローマ熱」をマラリアと呼んでいるのを知れば、ランチジは複雑な思いに駆られるにちがいない。

しばらく後の教皇クレメンス13世は、積極的にローマ周辺の干拓を推進し、マラリアは激減した。水利事業の一環として、現在観光で有名なトレビの泉などローマ市内に泉を造った。

マラリア特効薬の産地を活かせなかった日本軍

17世紀の初めに南米のペルーで、マラリアの特効薬となるキナの木が発見された。1

８２０年には、フランスの２人の薬学者によってキナからキニーネが分離され、薬として使われるようになった。１８８０年にはマラリア原虫が発見され、また１８９７年にはロナルド・ロスによってハマダラカが媒介していることが確定された。

さらに時は飛んで１９４３年、第二次世界大戦で連合軍はヨーロッパの枢軸軍に対する反攻作戦を開始し、シチリアに上陸した。

この時も「ローマの友だち」は容赦なく侵入者に襲いかかり、２万人のイギリス軍兵士のうち６３６１人がマラリアに罹った。しかし、蚊がマラリア原虫を媒介することも分かっていたので、史上初めて殺虫剤のＤＤＴを大々的に散布してマラリア・コントロールを行ない、また、治療薬も開発済みだったので、死者は13人出したに過ぎなかった。

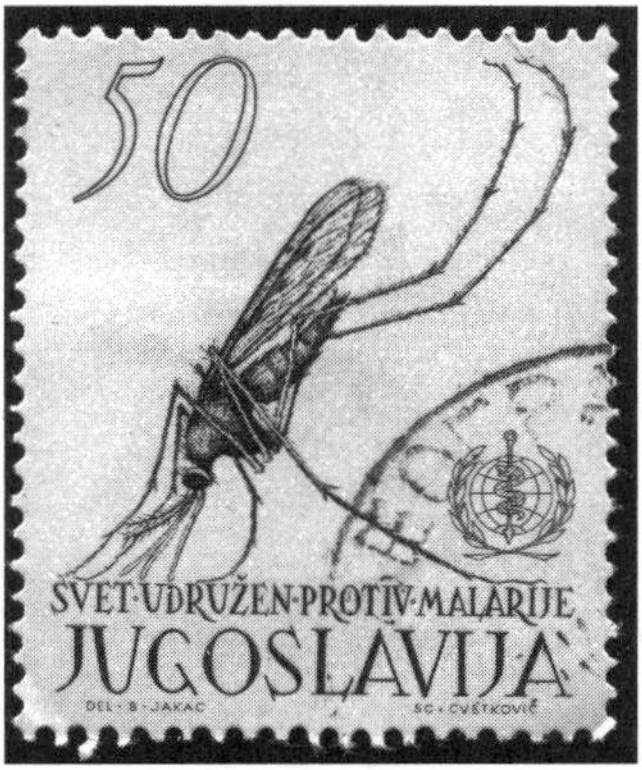

マラリアの原虫ハマダラカが描かれた切手。
写真：Alamy／アフロ

一方、太平洋戦線ではどうだったかというと、初期に日本軍はマラリアの特効薬キニーネの産地のジャワを占領している。日本がキニーネの産地を押さえるという読みで、連合国は抗マラリア剤の開発を積極的に進めた。ガダルカナル島など、南太平洋のソロモン諸島では、１４５０名のマラリア対策班を組織し、シチリアと同じようにマラリア・コントロールを行なった。

それでも、連合軍最高司令官のダグラス・マッカーサーは回想録で、「熱帯地方で一個師団の軍隊の実力を発揮するには三個師団の兵員が必要である。すなわち一個師団は戦闘に参加し、一個師団はマラリアで病臥し、残りの一個師団は後方基地あるいは故国に帰って休養している」と述べている。[*2] アメリカ軍ですら兵力の３分の１はマラリアのために削《そ》がれていたのだ。

日本軍は折角キニーネの産地を押さえたにもかかわらず、補給線が伸びきってしまい、前線にキニーネを補給できなかった。ソロモン諸島に投入された３万２０００人のうち、戦死者は８５００人だったのに対し、飢餓と病死が１万２３００人であり、そのうち４０００人がマラリアだった。

ある守備隊では、兵隊７５０名中４７９名がマラリア患者であり、ニューギニア東方の島にあった基地ラバウルでは、終戦直後の日本人捕虜の3分の1がマラリア患者だったという。

筆者が若い頃に教えを受けた教授は、南方からの兵士の復員事業に従事し、大勢のマラリア患者の治療に当たった。アメリカの軍医から、ビニール袋に入った輸液と点滴セットを渡され、これで消耗しきった復員兵を数多く救ったそうだ。当時の日本では考えられないような医療資材であり、まさにカルチャー・ショックを受けたと話しておられた。戦後すぐの医局の先輩たちによる博士論文のタイトルにもマラリアの文字がよく目につく。

ともあれ、連合軍は殺虫剤や抗マラリア剤を開発しており、医療にも彼我の実力、物量の差はあったように思われる。

わが国でも、かつては風土病としてマラリアが琵琶湖周辺など各地に存在していた。『源氏物語』では光源氏が瘧《ぎやく》を患い、北山に加持祈禱を受けに行くくだりがあり、『平家物語』の記述からは、平清盛が罹っていたという説がある。また、一休禅師の死因もマラリアだったという。

20世紀末から21世紀にかけての日本の医者である筆者には、マラリア発作の患者の臨床経験はないが、ある老婦人の患者さんは、太平洋戦争後に南方から復員してきた夫のマラリア発作のたびに、体を放り投げるような強い震えを、上から覆い被さるようにして押さえつけて、治まるまでじっと待っていたと話していた。

ローマ自身がマラリアで倒れなかった遺伝的理由

マラリアはローマの風土病であり、「ローマの友だち」とはいえ、実は敵味方関係なく多くの命を奪ってきており、１６０２年にはイタリアで4万人がマラリアで死亡している。しかし、大部分の土着の人々は生き残っており、また、マラリアに罹らなかった人も多い。蛮族とちがって、彼らにはマラリアが致命的でなかったのは、それなりの医学的理由がある。

ローマだけではなく地中海沿岸にはマラリアの慢性的な流行地があった。古代エジプトのファラオ（王）のミイラを免疫学的に分析すると、ほとんどがマラリア原虫に感染していたという。有名なツタンカーメン王と、彼の祖母や母のミイラからはマラリア原虫のＤＮＡが検出されている。

一方、イタリア、ギリシャ、北アフリカなどの住民には、地中海貧血（サラセミア）による肝脾《かんひ》腫《しゅ》（肝臓や脾臓の肥大）を患う人が多いが、この地域の化石人骨でも肝脾腫特有の変化が認められており、サラセミアが有史以前からあったことが明らかになっている。

サラセミアの軽症型や、未発症の遺伝的保因者は、マラリア原虫が感染しても発症しないか、発症しても軽い。マラリア原虫は赤血球の中に潜むが、サラセミアなどの遺伝的貧血症の人の赤血球の中では原虫は育つことができない。つまり、この遺伝的保因者はマラリア多発地帯では、むしろ生き残るのに有利な体質なのだ。

全世界の人口の５％がサラセミアの保因者であり、地中海沿岸地方はさらに保因者の率が高い。ちなみに日本人は０・１％である。

ほかにも、地中海沿岸地方からアフリカにかけては、マラリア原虫が人体内で発育しにくい鎌状赤血球貧血や、そのほかの遺伝性の血液疾患がある。鎌状赤血球貧血の遺伝的保因者はマラリアに罹りにくく、現代のエジプト人の９〜25％が保因者だと言われている。

人類はいまだマラリアと闘っている

他には細胞膜のタンパク質のタイプ、血液型などによっては、マラリア抵抗性があるものもあり、古代からローマや地中海沿岸の人たちは、遺伝的にこの病気を「友だち」にすることができたのだ。

歴代のローマ教皇は圧倒的にイタリア出身者が多い。二千年紀の１２６人のローマ教皇のうち１０７人がイタリア人である。１５２３年にオランダ出身のハドリアヌス６世が崩御してから、１９７８年にポーランド人のヨハネ・パウロ2世が第２６４代ローマ教皇に即位するまでの４４９年間はイタリア人が45代続いた。その後はドイツ人のベネディクト16世、アルゼンチン人のフランシスコと非イタリア人の教皇が続いている。

マラリア抵抗性の遺伝素因がイタリア以外の聖職者には乏しかったからではないかとも言われている。

マラリアは今なおアフリカなどの熱帯の発展途上国では深刻な感染症であり、年間に2億人も感染し、45万人が亡くなっているという。

予防や治療が可能になったとはいえ、保健や医療が整わない状況や、薬剤耐性のマラリア原虫の出現などで、根絶には程遠い。日本や先進国では海外旅行からの帰国者の罹患が時々あり、また、空港周辺で原虫を持った蚊が発見されたこともある。

＊1―ダンテ著、山川丙三郎訳『神曲（上）―地獄―』岩波書店、１９５２年
＊2―橋下雅一著『世界史の中のマラリア』藤原書店、１９９１年

・Timmann C et al.: Malaria, mummies, mutations. Trop Med Int Health 2010; 15: 1278-80
・Weatherall DJ : Thalassemia-historical introduction. The Johns Hopkins Medical Journal 1976; 139: 194-195
・石井明ら：「ソロモン諸島のマラリア」南太平洋海域調査研究報告 36: 55-65, 2002

ナポレオンの大陸軍《グランダルメ》が味わった地獄
——チフス

ロシア戦役でのナポレオン撤退の理由

感染症は軍隊をも攻撃し、歴史を大きく転換させることもあった。

ロシアの作家トルストイの小説『戦争と平和』は、今から２００年前のナポレオンによるロシア戦役を舞台に、モスクワの貴族たちの運命と、ロマンティックに言うならば、愛の葛藤を描いたものである。

筆者の本棚にある河出書房新社版（中村白葉訳）は小さな活字の２段組みで上下巻併せて１１００ページもあり、登場人物は５５９人にのぼるという。小説ではなく大説で、まさに大河ドラマ的である。

本の圧倒的なボリュームに恐れをなして手が出ない。で、ＤＶＤでとイージーに考えて観た。オードリー・ヘップバーンが主人公ナターシャを演じるアメリカ版は、ストーリーを要領よく理解するには良いが、深みはない。リュドミラ・サベーリエワがナターシャ役のソ連版は、学生時代に映画でも観たが、舞踏会や戦闘などのスペクタクルシーンは素晴らしい。

一番最近のＢＢＣ版が全体の流れと人物描写が良いように思うが、ヒロインの女優を筆者は知らない。結局、三つのＤＶＤを観るのに併せて16時間もかかったが、それでも本を読むよりは早かったかもしれない。

物語後編の背景は占領されたモスクワと、ナポレオン軍が極寒の中を敗走する有様だ。ナポレオンはロシアの貴族社会に壊滅的打撃を与えたが、焦土作戦や徹底抗戦の意志の前に撤退を余儀なくされた。

物語では、襲いかかってくる雪と寒波、つまり冬将軍の前に敗退したとされている。モスクワからの逃避行の最中、ベレジナ河畔の会戦で後衛を務めたネイ将軍は、妻に宛てた手紙に「ロシア軍の弾丸ではなく、飢餓将軍と冬将軍がグランダルメ（フランスの大陸軍）を征服した」と書いている。[*1]

しかし、主役は冬将軍ではなく、目に見えない隠れた将軍だった。

種痘の信奉者だが医学に批判的だったナポレオン

大革命後の混乱期と諸外国からの干渉戦争を経て、フランスでは１８０４年にナポレオン・ボナパルトが皇帝となり、戦争を繰り返して、ヨーロッパ大陸をほぼ勢力下に収めた。

だが、海の向こうのイギリスは従わず、海上貿易を破壊し、スペインなどでの反仏抵抗運動を支援していた。ティルジットの和で友好関係になったはずのロシアが、そのイギリスと密かによしみを通じている徴候があり、それが皇帝の猜疑心を煽っていた。

ナポレオンにしろ、ヒトラーにしろ、あるいはアメリカの大統領にしろ、独裁者の〝疑いと癪《しゃく》の種〟は往々にして事態を大きくし、直接行動に走らせる。

１８１２年1月、ナポレオンは45万人の軍隊の50日分の糧秣《りょうまつ》準備を命令した。２０００万食の堅いパンが焼かれ、米や小麦粉が調達され、飼葉《かいば》の量も膨大で、それらを運ぶには６０００台もの馬車や牛車が必要だったという。とてつもない嵩《かさ》ではあるが、彼は短期決戦のつもりだった。

ロシア戦役では、この侵攻部隊に加えて後備の警戒や予備・交代の兵員を含めて、約

70万人を動員したという。『戦争と平和』のDVDの序章で、出征する兵士たちの隊列を見ながら「あのハンサムな人たちがやがて戦場で苦しんで死んでいく」とナターシャがつぶやいたが、当時いずれの軍でも兵役に就くと3分の1は戻らず、死因は戦死よりも病死が多かった。

ナポレオン自身も若い頃にマラリアに罹患したことがある。兵士がやられるのは遠征地での風土病だけではなく、軍隊病とも言うべき不衛生な集団環境による病気もあった。

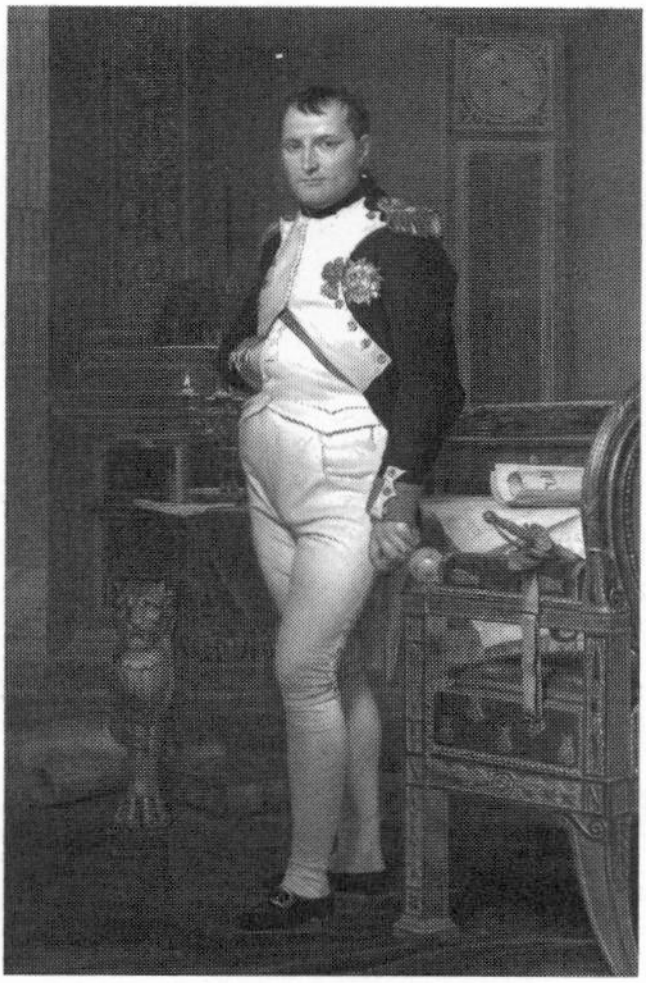

ジャック＝ルイ・ダヴィッド作《書斎のナポレオン》1812年／ナショナル・ギャラリー・オブ・アート蔵

彼は、当時はまだ目新しかった、天然痘を予防する種痘《しゅとう》の信奉者で、生後2ヶ月の我が子に接種させたし、新兵には全員に接種を義務づけ、将校にも奨励した。しかし、病気に関しては運命論者で〝病抵抗すべくもない〟と口にしていた。

ナポレオンは〝医学は暗殺の科学

だ〟などと医者に批判的だったが、それでも軍医は要る。若い頃からの知り合いで、イタリアやエジプトの戦役にともに従軍した、ドミニク＝ジャン・ラレイ男爵を遠征軍の軍医長に任命した。皇帝より6歳年上の48歳であった。

戦場を馬車で巡って負傷兵を治療するシステムを考え、救急車の考案者として医学史に記憶されている人物である。また、ベルギーの外科医ドゥ・カークホーブも従軍し、ロシア戦役の医学的様相を後世に書き残すことになる。

戦う前に数万の兵が病死

5月9日、ナポレオンはパリを出発した。皇帝専用のテントや家具、食器などを積み込んだため、300台もの馬車が移動宮廷のために要った。東に進みながら各地で歓迎を受け、ドレスデンではザクセン国王の大宴会でクジャクの蒸し焼きをご馳走になっている。最高のメニューだ。

5月29日、ドレスデンからさらに東へと向かって行った。

一方、出発前の4月から兵士たちの間に下痢が小流行しはじめていた。ポーランドに入るか入らないかの5月21日には、高熱で死ぬ最初の兵士が出たが、よくあることだと気にもされなかった。ドゥ・カークホーブ軍医によれば、この時期、軍の衛生状態は申し分なくて心配の種もなく、士気は高かった。そして、ベルリンなどに設置された後方病院は空っぽであった。

しかし、ポーランドに入ってからは、悪路で行軍も補給も滞りはじめた。ドゥ・カークホーブは書いている[*1]。

> 村は虫だらけの小屋の集まりで、兵士たちは野宿しなければならなかった。栄養は悪く、昼は暑くて夜は冷えた。ダンツィヒやケーニヒスベルグに病院が設けられたが、肺炎や咽頭炎、下痢の患者などで、すぐに一杯になった。

軍医長ラレイはポーランドで6万人が病気に罹ったと見積もり、ナポレオンの信頼が厚い第3軍団長のネイ将軍は軍の半分が使用不能だと嘆いている。

6月24日、フランスの勢力下にあった当時のワルシャワ大公国の東端、ニーメン川の河畔で、ナポレオンはロシア侵攻を前にして麾下《きか》の軍の観兵式を行なった。

赤や緑、青や白の上着とズボン、金色のボタンに肩章、服を彩る金モール、色とりどりの羽根飾りを立てた帽子や兜、さながら人間極楽鳥のようである。

色の組み合わせやデザインで、階級や兵種、所属部隊が一目で分かったらしい。ひときわ華やかな出で立ちは、皇帝直属の近衛部隊である。近代以前の軍隊は、鮮やかな軍服で飾ることで兵士たちの士気を鼓舞していた。

しかし、この軍事作戦の将来を暗示していたかのように、閲兵の最中に空はかき曇り、雷が鳴った。パリから２０００キロ、モスクワまで８００キロの地点である。対岸からは迎え撃つ銃声はなく、すみやかにニーメン川を渡った。

ナポレオンの大陸軍（グランダルメ）は約45万人の兵であり、フランス兵はそのうち3分の1で、残りはナポレオンが征服したオーストリアやドイツ、イタリアなどから供出させた軍である。だから、この軍団では様々な言語が飛び交い、あたかもバベルの塔の建築現場のようだったという（旧約聖書の神は、神と競う塔を作る人間の傲慢さへの懲罰で、人々の言葉を通じなくしたという）。

そして、軍の補助員、将軍たちの従者、兵士相手の商人、慰安婦などと、何万人もの非戦闘員がそれに続いた。これらすべてがニーメン川を渡り切るのに1週間かかっている。

が、半年後に戻ってきた将兵はたった数千人であり、それまでの常勝ナポレオンは没落の坂を転げ落ちることになる。

ニーメン川の向こうのロシア領は、フランスの貧民から徴兵された少年兵たちでも驚く貧しさと不潔さで、住民のもつれた髪の毛や服はシラミだらけだった。補給が途絶えがちで、ナポレオン軍の兵士たちは飢えてしまい、腐ったものでも口にし、渇きから泥水どころか馬尿を飲む者まで出て、赤痢患者が多発してきた。

6月28日に、ヴィルナ（現リトアニアの首都ヴィルニュス）に至ったが、この時までさらに3万人と2万頭の馬を失った。教会や修道院が臨時の病院になったが、ベッドも設備もなく、寝たきりで糞尿垂れ流し状態の兵士で溢れていた。

イギリスのスパイも、遠征軍は大量の病死者を出し、その数3万人と報告している。

ドイツの王国プロシアはナポレオンに屈服して遠征軍を派兵していたが、その祖国に背を向けてロシア軍に走った戦略家、カール・フォン・クラウゼビッツ中佐は、フランス軍には馬の死体が散らばり、病人と落伍者の群と観察し、10万人の戦闘要員が消えたと算段した。そして、グランダルメは早晩消滅すると、この時点で予想した。

彼は著書『戦争論』で〝戦争は他の手段でする政治の延長である〟という有名な言葉を残した人物である。

チフス蔓延、兵は10万人に減少

そして、もう一つの病気が蔓延してきた。

最初はめまいや酩酊感がやってきて、突然、胃が重くなり心臓が激しく脈打つなどの症状が現れた。ついで、高熱とひどい頭痛に襲われ、目を開けるとナイフが刺さるように痛む。全身の筋肉痛が酷くて立てなくなり、がちがちと歯を鳴らすほど体が震えて憔悴し、無気力になった。無気力や憔悴はギリシャ語でtyphosuといい、そこからこの病気の名前はチフスになった。

発症5日目くらいから体幹に斑点が現れ、四肢に広がっていく。軍医たちはなす術もなく、10日くらいで患者は亡くなっていった。

　この病気は不衛生な集団に発生し、当時はハンガリー熱、飢餓熱、あるいは戦争熱とも言われていた。ヨーロッパでは15世紀の末頃から認識されており、コロンブスが持ち帰った病気という説もある。

　だが、ヴィルナ滞在中にロシア側からあった和平提案をナポレオンは跳ねのけ、7月14日、さらに東へ進軍した。

　7月26日、ニーメン川から４００キロメートル進んだヴィテブスク近郊で、初めてロシア軍と交戦して打ち破った。

　グランダルメの戦死者は７０００名だったが、この時までに病死や落伍、別方面への派遣などで併せて20万人の将兵が消え、兵力は25万人に減っていた。兵士たちは病気と飢餓で恐怖に駆られ、自殺者もあいついだ。行軍についていけない病気の兵士は、ロシアの農奴になぶり殺しにされかねなかった。

　幕僚の将軍たちはナポレオンに撤退を勧め、皇帝も幕僚たちに、「１８１２年の遠征はこれで終わり、１８１３年の遠征で残りを達成する」と述べたので、一同に安堵の空気が流れた。

しかし、一風呂浴びて戦陣の汚れを落とすと、気分爽快になった皇帝は心変わりし、「1時間後にこのままモスクワへ進軍する」と、生まれたままの姿で宣言した。兵士たちにもロシアにも迷惑なリフレッシュだった。

そして、野戦病院で傷病兵を見舞い、傷病兵に勲章を与え、軍医長のラレイには病人が多すぎると当たり散らした。が、衛生資材の補給がないからだと抗弁されると、憮然として出て行ったという。モスクワまであと約４８０キロの道のりである。

その後、スモレンスクの攻防戦、モスクワ近郊のボロジノの会戦と、戦史に記録されている有名な戦いがあり、筆者も若い頃に観た映画でそれらの地名を記憶している。

それぞれ７０００人、１万２０００人の戦死者を出しながらも、ナポレオンは優勢に進軍し、９月14日には念願のモスクワについに到達した。

が、戦闘員は10万人にまで減少し、ロシア侵入時から35万人の喪失であった。戦死より病死がはるかに多かった。ドゥ・カークホーブ軍医は、患者は増え続け、道路の上を這いずり、そして死んでいったと記録している。

兵は身を寄せ合い、シラミを分かち合う

赤痢にはほとんどの兵士が感染した。野戦病院での死亡率は30％という数字があり、約8万人がこれで亡くなったと見積もられている。

一方、チフスはもっと多かったが、流行の原因も治療法も分からない。軍医長ラレイは外科医として負傷者の治療に辣腕《らつわん》を発揮したが、この病気にはなす術なしだった。彼は兵士が雨に打たれるのと、彼らがよく飲むブランデーが変質したからだと考えていた。確かに、この病気の初期症状は二日酔に似ていたが……。

ドゥ・カークホーブは別のことを考えた。ドイツ東部やポーランドの貧しい家々で兵士に提供されたベッドにはシラミがうようよいた。そして、兵士たちが野営する時、体を寄せてお互いに暖をとり合ったが、こうして彼らが戦友同士の一体感に浸っている時、シラミも分かち合うことになる。この病気が将校に少ないのは、一人で眠るのでシラミが移らないのだと考察した。

そこで彼は、せめて病院では戦傷者や他の病気の患者とチフス患者を別々の部屋に分

けようとした。しかし、病兵が増え続けて対応しきれず、十分な防疫体制をとれなかった。

シラミによる発疹チフス媒介が判明したのは20世紀になってからで、発見者のシャルル・ジュール・アンリ・ニコルは１９２８年にノーベル賞を授与された。

病原体はブラジル人医師エンリケ・ダ・ロシャ・リーマによって１９１６年に発見された。細菌より小さな微生物で、この病気の研究中に命を落とした二人の研究者を記念してリケッツィア・プロワザエキ（Rickettsia prowazekii）という学名がつけられた。

潜伏期は７日〜２週間であり、ポーランドとロシアの国境のニーメン渡河後に急にナポレオン軍での発症者が増えたのは、ポーランド国内での感染を強く示唆している。なお、高熱と心身の虚脱は、サルモネラ菌による腸炎でも起こり、腸チフスやパラチフスと呼ばれるが、チフスとは別の病気である。

疫病と酷寒とロシア軍に苦しんだ逃走劇

ナポレオン軍が多くの人命を失いながら、やっと到達したモスクワは、ロシア側の焦土作戦で市内に火事が多発し、治安状態が悪化していた。また、食料などの物資も思いのほか調達できず、居心地の良いオアシスではなかった。

この混乱した状態の中で、『戦争と平和』の主人公の一人であるピエール伯爵はフランス軍に捕えられ、文字通り、死の瀬戸際に立たされてしまう。

ナポレオンは、ここで冬ごもりするか、引き返すかを悩んだ末、10月19日、約8万人の兵員と5万人の随伴者とともにフランスに向かって出発した。おびただしい数の橇《そり》には戦利品が山と積まれ、帰還する者たちは半ばうきうきした気分であったという。

しかし、病院に置き去りにされた傷病兵も少なくなく、ロシア兵がモスクワに入った時、ベッドサイドに置いてあった銃で反撃した者もいたというが、多くはそのまま死んでいった。

ロシア軍も、それまでの戦闘で、そのたびごとにナポレオン軍よりも多くの戦死者を出し、また同じように兵士の間に病気が蔓延していた。が、自国内という地の利があり、新兵や糧食の補給は容易であり、勝手知ったる土地であることから、優位に追撃戦を展開していくことになる。

逃げるナポレオン軍はすぐに食料が欠乏しはじめ、戦利品は足手まといになって捨てられた。途中のスモレンスクの補給基地では、守備兵や置いてきぼりにされた傷病兵が糧食をすでに食べ尽くしていた。再び、病気も蔓延しはじめ、酷寒がさらに追い討ちをかけてきた。

病気の兵が死ぬと、別の兵が服を脱がせて自分で着た。そしてシラミも移り、その兵もやがてチフスで倒れた。執拗な追撃戦を受けながら、酷寒の中を兵士と馬の屍《しかばね》を道端に残しつつ逃避行は続く。

11月下旬のベレジナ川では、冷たい濁流の中を工兵が橋を架け、なんとか２万８０００人の兵士と３万人の随伴者が渡河することができた。

この時、渡り終えた軍医長のラレイは手術道具を置き忘れたのに気づき、ロシア側の岸に戻り、再び引き返す時に死にかけたが、幸い救出された。この渡河作戦では２万人が戦死し、さらになお多くの人々が取り残され、捕虜となり、あるいは雪原の荒野に消えていき、ロシア戦役逃避行の悲劇として知られている。

帰還兵の通った街々で疫病が流行

12月3日、もはやグランダルメと称することはできない、ボロをまとった浮浪者のような約2万人の一団がヴィルナに到着しはじめた。

兵士たちは飢えから理性を失い、味方の街であるにもかかわらず暴徒化してなだれ込んで食料を求め、住民と衝突した。そこの医学校には、ホルマリン漬けの標本まで食べられたという話が残っている。食べた兵士は、消化不良を起こしたどころではなく、胃粘膜が生体固定され、悲惨な結果になったにちがいない。

この後、まとまった集団としてニーメン川を渡ってポーランドに戻ってきたのは数千人であり、後に三々五々たどり着いた落伍者を含めて帰還者は4万人以下とされている。そして、彼らが故国フランスを目指して通過したドイツの街々にはチフスが大流行し、〝ロシア還り〟と怖れられた。

軍医長ラレイも帰還の途中にチフスに罹ったが助かった。ドゥ・カークホーブ軍医はネイ将軍の後衛部隊と一緒に戻り、後にロシア戦役の医学記録を残すことになった。

『戦争と平和』の中では、主人公ピエールはナポレオン軍に拉致され、極寒の中を進む逃避行の最中にロシア軍に救出されたが、その後３ヶ月も病気で伏せている。小説の描写ではどういう病気かは分からないが、チフスであったかもしれない。ともあれ、その後ナターシャと再会し、大団円となる。

21世紀に発見、ナポレオン軍でのチフス蔓延の証拠

２００１年、リトアニアの首都ヴィルニュス（ヴィルナ）の再開発現場で、重なり合った大量の白骨が発掘され、最終的には３２６９体が確認された。

この辺りは第二次世界大戦中のナチスによるユダヤ人虐殺があり、また、現場が旧ソビエト軍施設であったことから、秘密警察などによる大量処刑なども考えられた。が、人骨とともに、ナポレオン軍を構成していた20もの部隊の制服のボタンが発掘され、特徴的な帽子をかぶっている白骨も出てきた。多くはがっしりした体格の20代男性であり、モスクワからの逃避行の末にこの地で死んだ将兵の集団墓地と結論づけられた。

発掘現場の位置は、散乱していたナポレオン軍兵士の屍体を集団埋葬したロシア軍側の記録と一致していた。白骨とともに、コロモジラミの屍骸《しがい》も出土し、また、同じくシ

ラミが媒介して兵士によく発生するが別の病気である、塹壕《ざんごう》熱病原体のＤＮＡが確認された。発掘された人骨の歯髄のＤＮＡを調べたところ、リケッツィアのＤＮＡも検出され、ナポレオン軍の将兵間でのチフス蔓延が確認された。

チフス将軍に敗れる

モスクワ戦役の最終段階で、ナポレオンは部隊を離れ、わずかな供回りで12月18日にパリに戻った。パリでロシア戦役苦戦が囁《ささや》かれ、クーデターの噂があったからだという。深夜にたどり着いた皇帝のあまりの凄まじい姿に、チェイルリー宮の衛兵は誰だか分からなかったほどだ。そして、皇帝はすぐに布告を出して、戦役は酷寒のために撤退せざるをえなかったとした。

だが、実情は目に見えないチフス将軍が絶えず猛威を振るったせいだった。９月のモスクワ到達時にはすでに４分の１の兵力に減っており、最終段階で瀕死のナポレオン軍に冬将軍がとどめを刺した格好であったのだ。

ナポレオンはよほどカリスマ性があったのだろう、翌年にまた20万人ものグランダルメを再編し、ロシアを先頭に向かってくる〝諸国民の戦い〟を迎え撃ったが、敗れた。敗戦後に流された地中海のエルバ島を脱出して、１８１５年には７万２０００の兵力でワーテルローの戦いに挑んだ。が、再び敗れて、今度は南大西洋の絶海のセントヘレナ島に流刑され、１８２１年に没した。

パリのエッフェル塔の東、アンバリッドに安置されている大きな赤瑪瑙《めのう》の棺には彼の遺骸が納められており、今も詣でる人は絶えない。一方で、ヴィルニュスで発掘されたおびただしい白骨を思うと、まさに〝一将功なりて万骨枯る〟の思いを禁じえない。

＊１―Destaing F, et al.: Le général typhus? La Nouvelle Presse médicale 3: 45-48, 1976
・両角良彦著『一八一二年の雪　モスクワからの敗走』朝日新聞社、１９９３年
・Raoult D, et al.: Evidence for louse-transmitted diseases in soldiers of Napoleon's Grand Army in Vilnius. J Infect Dis. 193:112-120,2006
・Talty S: The Illustrious Dead. Crown. New York, 2009

黒船伝来の虎狼痢——コレラ

大河ドラマの幕末ものに抱く違和感

日本でも、外の世界からやってきたパンデミックが、そのまま局地的なパンデミックを引き起こし、幕末の歴史を動かす底流ともなった。

ＮＨＫの大河ドラマは、昭和38（１９６３）年の第1回目、井伊直弼を主人公にした『花の生涯』から、ほとんどずっと観続けてきた。各時代の日本の歴史舞台をテーマにし、主人公や歴史の解釈、切り口を変えていて、毎回、それなりに面白かった。

しかし幕末維新ものでは、『徳川慶喜』にしろ、『竜馬がゆく』、『花燃ゆ』、ついこの間の『西郷《せご》どん』でも、違和感が残った。なぜ、盤石だったはずの徳川幕府が、尊王攘夷を口にする勤王の志士、いわば過激派の若い跳ね上がりの輩《やから》によって瞬く間に倒されてしまったのかだ。

太平の世が続き、士農工商の身分制度の上に胡座《あぐら》をかいていた幕府の役人たちに当事者能力がなく、黒船襲来といった新しいうねりを乗り越えられなかったからだと言われてきたが、どうなのか……。

幕府には、250年もの太平の世を保ち続けてきた、安定した統治手法があり、実行する幕府官僚もいたはずだ。無能で、殺伐としたチョンマゲ集団だけであったなら、すぐに世の中は戦国時代に逆戻りし、歌舞伎や浮世絵などの江戸文化が栄えるわけがない。

幕末に黒船に乗ってやってきた疫病が、幕府の屋台骨を揺るがし、瓦解へと導いたのだ。

黒船ミシシッピ号とサスケハナ号

1852年11月24日、アメリカ合衆国海軍フリゲート艦ミシシッピ号は、ヴァージニア州ノーフォークから、マシュー・ペリー提督指揮下に、開国を促すべく日本に向かって出航した。排水量3220トンで全長70メートル。かつてペリーが提案し、監督して、11年前に建造された蒸気船で、いわゆる黒船である。

と言っても、スクリューの代わりに黒い船体の両脇についた水車のような外輪を回転させて推進力を得る、本来は川や湖を航海するもので、これだけでは推進効率は悪い。そこで、風がある時はマストに帆を掲げて推力としていた。これを機帆船という。

　パナマ運河もスエズ運河もない時代、ミシシッピ号は進路をまず南東にとり、アフリカ最南端の喜望峰を廻って、翌１８５３年１月24日にケープタウンに入港した。さらに北東に舵を切ってインド洋を渡り、シンガポールを経て４月７日には香港に至った。アメリカ東部から実に４ヶ月半の行程である。

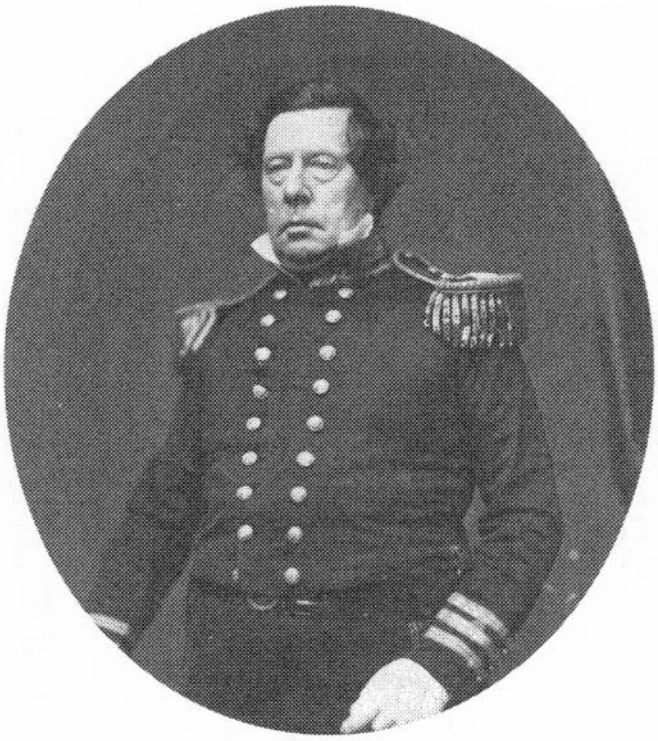
マシュー・ペリー提督 1856–58年撮影／メトロポリタン美術館蔵

　さらに上海に向かい、ペリーはここで４隻からなる艦隊を編成した。旗艦を、ミシシッピ号より新しく、大きくてゆとりのあるサスケハナ号に変えた。サスケハナの名は開国を促した船として、その後の日本の歴史にポジティブなイメージで刻まれていくことになる。

ペリーの2度の来国と日米和親条約

ペリー艦隊は琉球訪問や小笠原諸島の測量をした後、7月8日（和暦嘉永6年6月3日）夕方に東京湾に入り、三浦半島の浦賀（横須賀市）に停泊した。ここで、ペリーと徳川幕府は交渉を始め、フィルモア大統領から徳川将軍への国書を久里浜で浦賀奉行に手渡した。

その後、さらに幕府へ圧力を強めるためか、ミシシッピ号を羽田沖まで進めてから、7月17日に艦隊は琉球に向かって出港した。

この時の、幕府の狼狽《ろうばい》ぶりを嘲笑《あざわら》って、次のような狂歌が詠まれている。

太平の眠りを覚ます上喜撰　たった四杯で夜も眠れず

上喜撰とは、高級なお茶のことであり、蒸気船と掛けてある。実際には、ペリー艦隊の蒸気船はサスケハナ号とミシシッピ号の2隻だけであり、後の2隻は帆船である。

そして、幕府も寝耳に水で慌てふためいていたのではない。長崎のオランダ商館やそ

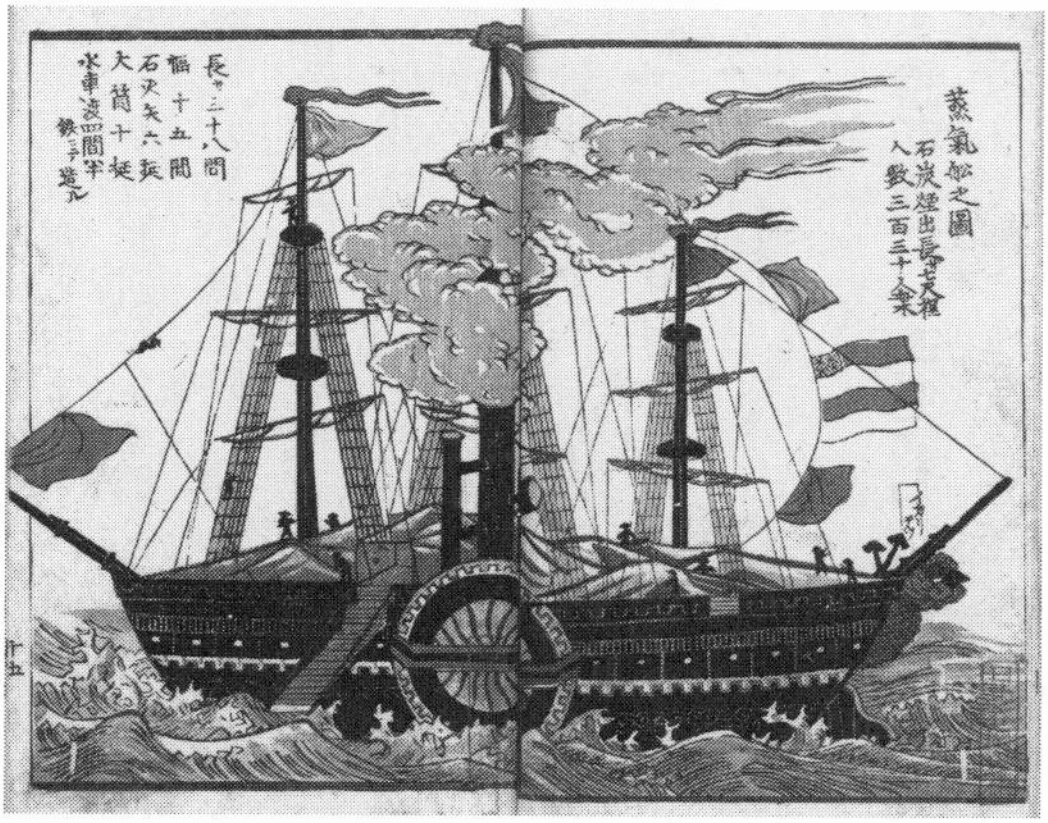

「蒸氣船之圖」『異《い》國《こく》落《おち》葉《ば》籠《かご》』より／東京都立図書館特別文庫室蔵

の他のルートで、ペリー来航も、開国要請の目的もすでに知らされていた。

その近年はたびたび、日本に寄港を目論むアメリカやロシアなどの外国艦船が出没していた。阿部伊勢守正弘を老中首座とする幕閣も、以前の問答無用の打払令ではなく、いわゆる〝ぶらかし〟で煮え切らない対応をしながらも、開国への軟着陸の術を模索していた。

次の年の2月13日（嘉永7年1月16日）、今度は、新たにポーハタン号を加えた蒸気船3隻と、そのほか併せて7隻で、ペリーは再び訪れた。

外交交渉が始まり、3月31日（和暦3月3日）には、日米の友好関係、下田と箱館での艦船必要物資の供給、遭難船員の保護を取り決めた日米和親条約が締結された。

そして４月25日、ペリー艦隊が帰路に立ち寄った下田で、長州を脱藩した吉田松陰がアメリカ渡航を企て最初に接舷《せつげん》した蒸気船がミシシッピ号である。五大洲を周遊せんと欲した松陰は、陸に戻ったところを捕らわれ、長州で獄に繫がれ、許されて松下村塾を開き、やがて尊王攘夷のカリスマとなっていく。

艦隊はその後、箱館や琉球を巡航し、７月に香港に戻った。日本訪問の任を終えたペリーはワシントンに召喚され、イギリス商船を乗り継いでインド洋と紅海、陸路を挟んで地中海を航海して、翌年1月ニューヨークに戻った。

ミシシッピ号は太平洋を横断し、さらに南米末端のホーン岬を廻って大西洋を北上して、４月に同じくニューヨークに帰港した。地球一周である。

短期間に日本を襲った三つの巨大地震

ペリーがアメリカに着く直前の嘉永7年11月４日（１８５４年12月23日）と５日に、日本ではマグニチュード８・４以上の巨大地震が２日連続であった。

東海地震と東南海地震、南海地震が連動して起こり、関東地方南岸から熊野灘、紀伊水道、大阪湾、四国にかけて家屋の倒壊に加えて大津波が襲い、数千～1万人ほどの死者が出た。

この大震災と黒船来航、内裏炎上などの国難から、朝廷は地震の3週間後に嘉永から安政に改元した。そのため、本来は嘉永年間に起こったはずの二つの巨大地震は、安政東海地震、安政南海地震と呼ばれている。
が、改元の効果はなかった。10ヶ月後の安政2年10月2日（1855年11月11日）には、マグニチュード7前後の直下型の安政江戸地震が起こり、今度も1万人を超える死者が出た。

黒船がやってきた長崎でコレラ発生

ペリーが最初に乗ってきた黒船ミシシッピ号は、1857年8月になって再び極東に派遣されてきた。上海を拠点にし、太平天国の乱で揺れる清国でのアメリカ権益の保護が目的である。

そして、日本で新たに始まった日米の通商交渉に圧力を加えるべく、舳先《へさき》を東にも向けたが、今度は幕末の歴史にネガティヴな爪痕を残すことになった。

安政5年5月21日（1858年7月1日）に長崎に入港し、6月14日（西暦7月24日）には、条約交渉が行なわれている伊豆の下田に姿を見せた。翌々日にはポーハタン号も現れた。

しかし、ミシシッピ号が後にした長崎では大変な悪疫が流行りはじめていた。病人は、突然、激しい嘔吐と下痢の胃腸症状を発症し、米のとぎ汁のような薄い水様便を大量に下すのだ。そして、みるみるうちに手足はしわくちゃになり、目は窪《くぼ》み、体が干からび、ついには手足を痙攣《けいれん》させて一日二日のうちに死んでしまう。コレラ（虎列拉、虎列剌）である。

幕府に招請されて長崎で〝医学伝習〟をしていた、オランダ海軍の軍医ポンペ（ヨハネス・ポンペ・ファン・メーデルフォールト）は次のような内容の報告書を長崎奉行に宛てて書いている[*1]。

「安政五年六月三日（陽暦一八五八年七月一三日）には長崎出島、市内ともに吐瀉病が多発している。既に六月二日だけで二〇―三〇人の患者が発生しており、また米国蒸気船ミシシッピー号においても同様の胃腸病が多発しているので、これは流行性のものと考えられる。この病気は清国の海岸都市でも流行し、毎日多数の死者があると聞いている。長崎出島にいるヨーロッパ人はこの下痢症が変症して真性コレラにならないように努めている」

ポンペは門下生の日本人医師を指導して、治療と予防に努めたようだが、8月中旬（和暦）の流行終焉時までに、人口6万人の長崎で1583人が発症し、767人が死亡している。死亡率は48％だ。

安政のインフォデミック

悪疫は長崎だけにとどまらず、大阪や江戸にも及んだ。流行り病のスピードは速く、1日に千里を走るが如しで、また発症してあっという間にころりと死んでしまうので、コロリ（虎狼痢）とも呼ばれた。

大阪では、かつて浦賀奉行としてペリー提督から国書を受け取った、町奉行戸田氏栄《うじよし》が８月下旬（和暦）に急死した。要人の急死はいつも毒殺説が出るが、この時は虎狼痢の可能性が考えられる。９月の初めに、この１ヶ月で虎狼痢によって大坂で１万人が死んだとする手紙を、医師で蘭学者でもある緒方洪庵がしたためている。

江戸には早くも７月（和暦）上旬には虎狼痢は駆けつけてきている。まず大名屋敷が建ち並ぶ赤坂で、ついで築地や芝、霊岸島など当時の沿海部で流行しはじめた。ミシシッピ号の長崎入港から２ヶ月足らずである。

なお、この黒船は６月中旬（和暦）には下田にも来ていたので、ここから江戸に伝播した可能性もあるが、それを裏付ける文献はない。

虎狼痢は江戸全域に広がって猖獗《しょうけつ》を極め、「東海道五十三次」で有名な浮世絵師の歌川広重も犠牲となった。諸説はあるが、この年の江戸での虎狼痢の死者は３万〜４万人程度と考えられている。

短期間の大量死で、棺桶が足りなくなり、酒の空樽に骸を納めたり、土葬用の墓地がなくなり火葬に切り替えたりしたが、それでも処理できなくなり、ついには品川沖で水葬にしたという。

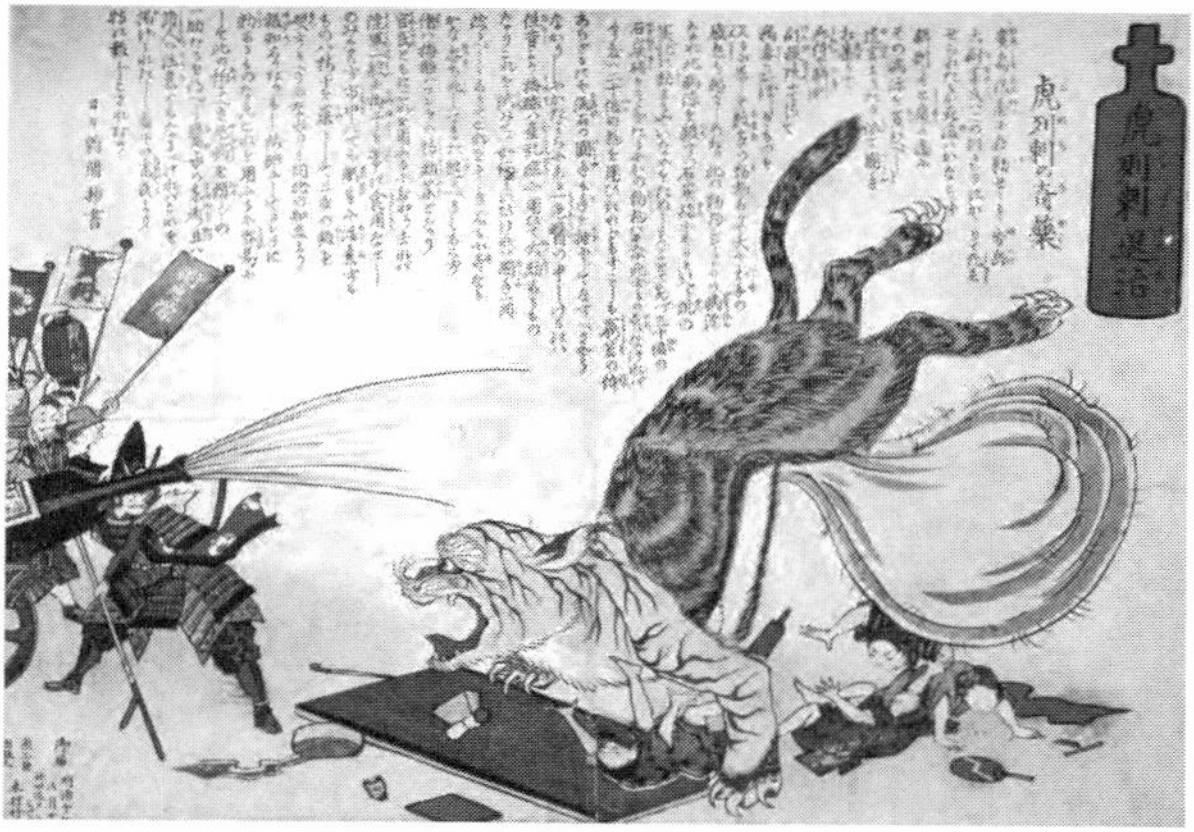

木村竹堂作「虎列刺退治」明治19(1886)年

原因不明の疫病は、いつの時代でも人心を惑わす。鰻やいわし、栗やネギを食べるといけない、水がいけない、酒もダメだ、いや、いいらしい、玉川上水の中に毒があるなどという噂が飛び交った。

さらには、〝亜米利加人が悪しき狐を残し置いて人に憑かせて、日本人を悩ましている〟のだとか、妖怪変化の所為《せい》也という説も流れる。安政のインフォデミックだ。

このような時に神仏にすがりたくなるのが人情であり、法外な祈禱料を取った神社の記録もある。

パニックになった民衆は、御《お》神《み》輿《こし》や獅子頭を持って集団で練り歩き、しばしば暴走することもあり、何度か幕府は禁令を出している。治安が悪化していたのだ。

また、人々の往来がなくなり、物流が途絶え、経済的な混乱も起こっていた。２０２０年の新型コロナウィルス禍でも、世界中でこのようなことが起きている。

黒船、地震、首脳陣の急死……幕府はガタガタに

安政の元号とは裏腹に、政《まつりごと》は安定せず、政局も混乱していた。

黒船到来とたび重なる大地震への対応で、幕府は忙殺されていたのだが、幕府のトップである将軍が頼りない。というよりは、当事者能力が皆無であった。

12代将軍家慶《いえよし》は的確な人物眼を持っていたというが、ペリーの黒船来航を聞いて卒倒し、すぐに薨去してしまった。

次の13代将軍の家定は知的にも体力的にも虚弱で、判断も指示もできない。人前に出るのを嫌い、大奥で菓子づくりをしたりアヒルを追いかけたりして過ごしている。

29歳で将軍を襲職したが、直後から後継者問題が持ち上がった。以前から老中や大目付など要職について幕政を担ってきた譜代大名たちは紀伊の徳川慶福《よしとみ》を推し、幕政に関

与させて貰えずに来た親藩や有力外様大名は、一橋（徳川）慶喜《よしのぶ》に結集した。

客観的には聡明な慶喜が適任のはずだが、家定がウンと言わない。通説では、慶喜が大奥で嫌われている徳川斉昭《なりあき》の子どもだからというのだが、家定の側近の話では、自分よりイケメンなので嫌ったという。こちらの方が人間臭くて本当らしく思える。

そして、あれやこれやのストレスで、幕府の老中首座で開明派の阿部正弘は安政４年６月（１８５７年８月）に39歳で急死してしまった。

アメリカ総領事タウンゼント・ハリスとの条約交渉については、京都の朝廷が強い抵抗を示していた。今までの幕府ならば独断で締結していたはずなのだが、朝廷にお伺いを立てた。もともと心もとない上にいつ死ぬか分からない将軍なので、阿部正弘というキーパーソンを失った幕閣も心細く、形ばかりのお墨付きが欲しかったのかもしれない。

井伊直弼の強硬策からテロの応酬へ

ところが、孝明天皇は夷人などとんでもない、攘夷すべしと、条約反対で勅許が下りない。

混乱を収拾すべく、安政５年４月23日、井伊直弼《なおすけ》が大老に就任した。それまでは井伊家の部屋住みが長く、兄が死んで藩主になり、ろくに行政や政治経験がないまま、家柄で大老になったのだ。

そして、勅許なしで日米修好通商条約を結ぶことを決断し、６月19日に幕府は神奈川の小柴沖のポーハタン号上で調印した。一橋慶喜や、徳川斉昭をはじめ、水戸や尾張、越前松平などの大名が、定められた日ではないにもかかわらず突然登城（不時登城）して、気色ばんで違勅調印問題を詰め寄った。が、井伊直弼にはぐらかされてしまう。すかさず、幕府は、将軍継嗣は徳川慶福（後に家茂《いえもち》と改名）と公表し、台慮（将軍の意志）として、これらの親藩大名当主などを不時登城による謹慎処分にした。さらに、阿部正弘が抜擢した開明派幕府官僚も追放した。

処分翌日の７月６日、13代将軍徳川家定薨去、享年34歳。脚気《かっけ》だと言われている。前日の台慮は、あまりにもジャスト・タイミングで、怪しい。井伊直弼による忖度《そんたく》を通り越した捏造《ねつぞう》臭い。家定を診させるために、拉致同然に江戸城に連れて来られた蘭法医は、家定薨去後も１００日ほどそのまま城中に留め置かれたという。ともあれ、こうして安政の大獄が始まった。

　この一連の流れで、京都の尊皇攘夷派や、水戸や有力外様大名などの一橋派は強く反発し、島津斉彬《なりあきら》は５０００の兵を率いて上洛を企てた。しかし、斉彬は軍勢の練兵中に急死した……。また、朝廷は水戸藩に幕政改革を行なうようにと直接指示する〝戊午《ぼご》の密勅〟を、８月に出した。

　そこへ、長崎から虎狼痢が東進して江戸にやってきたのだ。大地震の惨禍がまだまだ生々しく残っているところに、新たな天変地異である。折から、北陸では冷夏による飢饉で一揆が多発している。世情は騒然としてきて、治安悪化が懸念される。ここで、井伊大老の幕府はさらに強硬策に出た。吉田松陰など尊攘派の志士を逮捕したのだ。累は公家にも及んだ。

　当然、尊攘派の反発を呼び、安政7年3月3日（１８６０年3月24日）、桜田門外の変で井伊直弼は暗殺される。やがて、京都を中心に日本中で、尊攘派と佐幕派によるテロの応酬が繰り返されていくことになる。

干からびて死んでしまう猛烈な脱水症

コレラはコレラ菌による感染症で、水や食物を介して口から感染する。この細菌が作るコレラ・トキシンの作用は、本来は腸管から水を吸収するはずの腸の粘膜が、逆に体内の水を腸管の中に排出させてしまう。だから、大量の水のような下痢が起こり、極端な脱水症になり、干からびて死んでしまう。

安政の虎狼痢の折、多くの医師が治療を試みたが、ほとんど有効なものがなかった中で、京都の医家新宮涼閣《しんぐうりょうかく》が、「冷水飲服（ママ）を忌《き》憚《たん》なく施して、86人が助かり、療法効なきは17人なりし」と述べている。[*2] 大量の水分補給が有効だったのだ。現在も脱水対策が抗生物質使用とともにコレラ治療の基本である。また、ワクチンも開発されている。

もともとはガンジス川河口のベンガル地方の風土病だったが、交易のグローバル化によって何度かパンデミックを起こしている。

第1回大流行では、文政５（１８２２）年に日本にも及び、九州から東海道にかけておびただしい死者を出した。１８４０年からの世界的大流行は20年間も続き、東南アジアと中国を経て１８５８年にこうして日本にも波及したのである。

ヨーロッパでも流行し、１８５４年のロンドンでは、医師のジョン・スノーがソーホーの流行地区に入り込んで治療と調査を行ない、ある井戸が原因だと突き止めた。スノーは無痛分娩の先駆者でもあり、ヴィクトリア女王に施したことでも知られている。

安政の虎狼痢での流言に〝玉川上水中の毒〟というものもあったが、根拠なしのインフォデミックではなく、水系伝染病を思わせる何らかのことがあったのかもしれない。

コレラ以降、日本人は外国人を敵視

安政の虎狼痢は２、３年続いて一旦は収束したが、文久２（１８６２）年には再燃して、再び死者何万人かの大流行をしている。さらに、同じ年に麻疹が大流行した。またまた長崎から上方、江戸にも及び、多数の死者がこれでも出ている。黒船による開国は、疫病に加えて、為替取り決めの失敗から国内の金が流出してインフレをもたらしてもいた。その結果、人々は外国人にネガティヴな印象を持つようになり、心情的には攘夷に染まっていった。

そして、尊攘派のテロは外国人にも及び、長州の伊藤俊輔（博文）は品川のイギリス公使館を焼き討ちし、薩摩藩士は生麦事件を起こしている。

出島にいたオランダからの医学伝習医ポンペは、後に次のように回想している。[*1]

> 一八五八年七月（陽暦）に米艦ミシシッピー号が清国から日本にコレラを持ち込んだ。一八二二年以来、日本ではこの恐るべき疾病についてはまったく聞くところがなかったが、今回はたくさんの犠牲者が出た。市民はこのような病気に見舞われてまったく意気消沈した。彼らは、この原因は日本を外国に開放したからだといって、市民のわれわれ外国人に対する考えは変わり、ときには、はなはだわれわれを敵視するようにさえなった。

長州や薩摩などの反幕府勢力が唱える攘夷のプロパガンダに、諸藩も民衆も頷くようになり、幕府の権威は日に日に落ちていった。戊辰戦争での官軍側に西日本の諸藩が多いのは、それらの国々で虎狼痢が猖獗《しょうけつ》を極めたことが伏線だったにちがいない。

そして、時代は明治維新へと進み、一転、外国の文物を積極的に取り入れ、文明開化の時代となっていく。

日本に開国を促した黒船、３隻の蒸気船のその後の運命は明暗が分かれた。幕末の歴史にポジティヴな足跡を残した２隻、日本を訪れた時のペリー艦隊の旗艦サスケハナ号と、日米修好通商条約の舞台となり、さらに幕府からのワシントンへの使節を乗せて、咸臨丸《かんりんまる》を従えて太平洋を横断したポーハタン号は、南北戦争を戦い抜き、１８８０年代になって40年近い艦齢を全うした。

一方、虎狼痢の爪痕を残してしまったミシシッピ号は、南北戦争中は北軍のニューオリンズ攻略に活躍したものの、１８６４年にルイジアナ沿岸での戦闘中に座礁し、自沈して果てる運命をたどった。

＊1―山本俊一著『日本コレラ史』東京大学出版会、１９８２年
＊2―富士川游著『日本疾病史』平凡社東洋文庫、１９６９年
・合衆国海軍省編、大羽綾子訳『ペリー提督日本遠征記』グーテンベルク21、２０１４年
・大佛次郎著「天皇の世紀」1、２　朝日新聞社、１９６９年

西部戦線異状あり——インフルエンザ

嵐の前の静けさ

今から１００年前に起こったパンデミックは多くの兵士の命を飲み込み、新たな大戦の伏線となった。

イングランド南部、ストラトフォード＝アポン＝エイヴォンのキングエドワード６世スクールは、ウィリアム・シェイクスピアが学んだといわれる中学校だ。太い梁《はり》と柱、飴色に磨かれた床と板壁の教室、何の装飾もなく、質実そのものである。

２階の教室にある、大きな長机の黒光りする厚い天板には、無数の名前や日付がナイフで刻まれている。卒業生が母校を訪ねた時に、記念にナイフで彫っていったという。４００年以上前のウィリアム少年の名は、重なり合う刻線の下に隠れて、探し出すのは難しそうだ。

が、多くの文字の上にひと際くっきりと“1914.7.1.”の数字が読みとれ、筆者の視線が吸い付いた。個人的には前日の6月30日に筆者の父が誕生しており、世界史的には3日前の6月28日にはセルビアのサラエボで銃声が響き、オーストリア帝国皇太子フランツ・フェルディナント夫妻がセルビアの民族主義者に暗殺されていた。そして、その日付を刻んだ少年の運命を思いやった。

その頃、パリでは、マリー・キュリーがライフワークの放射性物質の研究に没頭していて、数ヶ月後にはX線診断車を駆って野戦病院をめぐるとは思っていなかったし、イギリスでは、アガサ・ミラーがクリスティー大尉との婚約に胸をときめかせながら、篤志看護婦として包帯巻きを学んでいた。

小説の中でも、ジュネーブでは『チボー家』のジャックが空理空論を弄《もてあそ》ぶ無政府主義者の群れの中におり、戦場の空に反戦ビラを撒いて消える自らの運命をまだ知らなかった。ドイツの小さな町では、パウルがギムナジウムに通っている頃で、その後志願して『西部戦線』に赴くとは思いもしなかったにちがいない。

第一次世界大戦勃発

しかし、セルビアのテロリストもシェイクスピアの後輩少年も、誰もが思いもしなかった恐ろしい未来が１ヶ月後にやってきた。セルビアに対するオーストリアの開戦から始まって、列強間の宣戦布告の連鎖反応が起こり、８月にはヨーロッパ中に砲声が響き渡ることになった。ドイツとオーストリアを主とする同盟国軍と、イギリスとフランス、ロシアなどの連合国軍による第一次世界大戦である。

当初は同盟国軍が優勢で、８月下旬にはドイツ軍がパリ近郊まで迫り、東部戦線ではタンネンベルクの会戦でロシア軍を壊滅させた。しかし、クリスマスまでには帰郷できるという短期決着の目論見は外れ、やがて戦線は膠着《こうちゃく》して４年間も続く長期戦となった。初めての化学戦としての毒ガス攻撃があり、砲弾ショックあるいは爆弾痴呆症と呼ばれた心的外傷（ＰＴＳＤ）や、塹壕熱などによる傷病兵が出現した。９００万人もの兵士が死んだ。イギリスでも約１００万人が戦死し、若い男性が数多く倒れた。ある世代の男性がそのまま失われたといわれるほどだった。

そして、戦争末期には新たな感染症が発生し、両陣営の若い兵士の命がさらに無駄に失われ、戦争の帰すうにも大きな影響を与えた。

疫病が「スペイン風邪」となった軍事的理由

1918年5月、中立国スペインには戦争の惨禍は及んでいなかったものの、世界経済の破綻で国内はインフレにあえぎ、社会情勢は不安定であった。

首都マドリードでは、不景気を吹っ飛ばそうと盛り上がった守護聖人サン・イシドロ祭りの直後、発熱と消化器症状と全身倦怠を症状とする病人が次々と現れた。

5月22日にマドリードABC新聞がこの病気を記事にし、さらに国王アルフォンソ13世や大臣たちも発症したことなどから、5月末にロンドンのロイター通信が〝マドリードに変わった伝染病が発生した。軽い症状で、死亡例は報告されていない〟と配信した。

これらが、第一次世界大戦の戦中から戦後にかけて世界的に大流行したインフルエンザの最初の報道であり、以後、スペイン風邪（Spanish flu または Spanish Lady）と呼ばれるようになった。

実はインフルエンザはかなり前から各国で流行っていて、すでに1916年～17年にかけて、イギリスからのヨーロッパ派遣軍では時々発生していた。

16年の暮れ、イギリス南部の病院で傷病兵を看護していたアガサ・クリスティーも悪性のインフルエンザに罹り、復帰後、薬局勤務に回され、以後、薬物をプロットとするミステリーを書くことになる。

ドイツ側の交戦国であるオーストリアのウィーンでは、１９１８年2月に華麗な画風で知られるグスタフ・クリムトがインフルエンザで死亡した。

だが、戦争当事国では、特に集団生活をする軍隊での流行は戦力に影響するため秘密事項とされていて、疫病の発生は報道されていなかった。スペインは中立国で平和だったので、ここでの悪性のインフルエンザ流行が最初に報道されることになって、疫病の名前にされてしまったのだ。スペインにとってはまことに迷惑なネーミングである。

アメリカからの援軍が伝染病を連れてきた

１９１８年の春、ドイツ軍は西部戦線で攻勢をかけた。前年のロシア十月革命で成立したソビエト政権に軍事的攻撃を加え、３月３日にブレスト・リトフスク条約を有利な条件で結び、勝利の芽が出てきた。

直ちにドイツ軍は西部戦線に200万人もの大量の兵力を移動させ、3月21日には〝カイザーシュラハト（皇帝作戦）〟と呼ばれる春期大攻勢をかけた。ドイツ軍は快進撃し、パリに100キロまで迫り、長距離砲で直接砲撃するようになり、カイザーは逆転勝利を信じたほどだった。

しかし、米英仏の連合軍はフランスのフォッシュ将軍の指揮下で反撃に出た。さらに、アメリカが大量のヨーロッパ派遣軍で連合軍への増援を開始した。

だが、その陰ではインフルエンザの流行が広まっていた。3月4日にはアメリカ合衆国カンザス州で、発熱した若い兵士が次々と病院に押し掛けはじめ、結局48人が亡くなり、他のアメリカ国内の米軍基地でもインフルエンザによる病死者が出た。

3月下旬、ヨーロッパに向かって航海中の機甲連隊の兵士が次々と罹患し、アメリカ遠征軍は病人集団あるいは病み上がりの兵士部隊としてヨーロッパにたどり着くことになった。4月にはフランスに駐留する各国軍にも飛び火し、この感染症はドイツによる陰謀だという噂が流れた。

事実、兵士たちはドイツ軍による砲撃と毒ガス攻撃、それにインフルエンザの猛攻を同時に受けていたのだ。

スペイン国民はこの感染症をフランス風邪とも呼んだ。フランスの戦場で出現した病気がスペインに飛んできていて、国境のピレネー山脈がなければ、もっと大流行したにちがいないと噂していたという。当たらずといえども遠からずの推論だ。

明治20年代に日本で流行ったインフルエンザ

ウィルスは人間世界の敵味方を区別しない。インフルエンザは戦線を越えて広がってゆき、5月にはドイツ軍にも流行しはじめた。ドイツ軍はこれをフランドル風邪と呼んだ。イギリス海峡沿いのフランドル方面に布陣したドイツ軍から広がっていったからだ。

しかし、若い兵士たちがインフルエンザで苦しむのを尻目に、元気な司令官たちは作戦を立てていく。１８９０年代のロシア風邪に罹患した司令官たちの世代は、スペイン風邪に対して免疫抗体があり、抵抗力があったのだ。

このロシア風邪も世界的に大流行し、明治23、24年で、江戸情緒がまだ色濃く漂っている日本では〝お染風邪〟と呼ばれた。歌舞伎の世話物『お染久松』に由来し、お染の激しい恋心のように、流行風邪も激しくどこまでもやってくるというもじりで、風邪除けに「久松留守」というお札を貼った。久松がいなければ、お染はどこかに行ってしまうのだという。

5月27日、ドイツはフランス北部で第三次エーヌの会戦と呼ばれる大攻勢をかけ、連合軍は総崩れになりかけたが、アメリカ遠征軍の加勢で持ち直した。ここで、ドイツ軍は戦線後方に控えていた戦略的予備軍を投入するはずだった。

しかし、インフルエンザのために部隊は動けず、6月上旬にはドイツ軍の勢いは止まってしまった。ドイツ軍の参謀本部次長で、実質的には最高司令官であったエーリッヒ・ルーデンドルフは回想録の中で次のように述べている。[*1]

> このインフルエンザの流行はわが軍にとって重大かつ悲惨なものであり、毎朝参謀長たちからインフルエンザにやられた兵士の数について報告を受け、部隊の戦闘能力が低下しているといった泣き言を聞かされた。

以後、戦線は再び膠着した。

両軍がスペイン風邪で壊滅状態に

8月頃からインフルエンザの性質が悪性化し、それまでは三日熱と呼ばれたくらいで、発熱が数日間続くだけの比較的軽い症状で死亡率が低かったが、悪性化すると高熱が出て全身をこん棒で叩かれたように痛み、それに重症患者は肺炎に陥った。肺から大量の血性の分泌物が噴き出し、空気中にいながら溺れるようにして窒息する人も少なくなかった。

しかし、ドイツ軍にとどめを刺すべく、アメリカは毎月30万人のペースでヨーロッパ遠征軍を送り続けた。兵員輸送船に乗船させるまでに病人の選別は繰り返されたが、乗船への行進中にも発病する兵士が出てくる始末であった。

大西洋に出航してすぐに発症者や死亡者が続出したため、病室に収容できず、換気の悪い船室は吐いたものと血液で赤くなった痰にまみれて横たわったままの患者でいっぱ

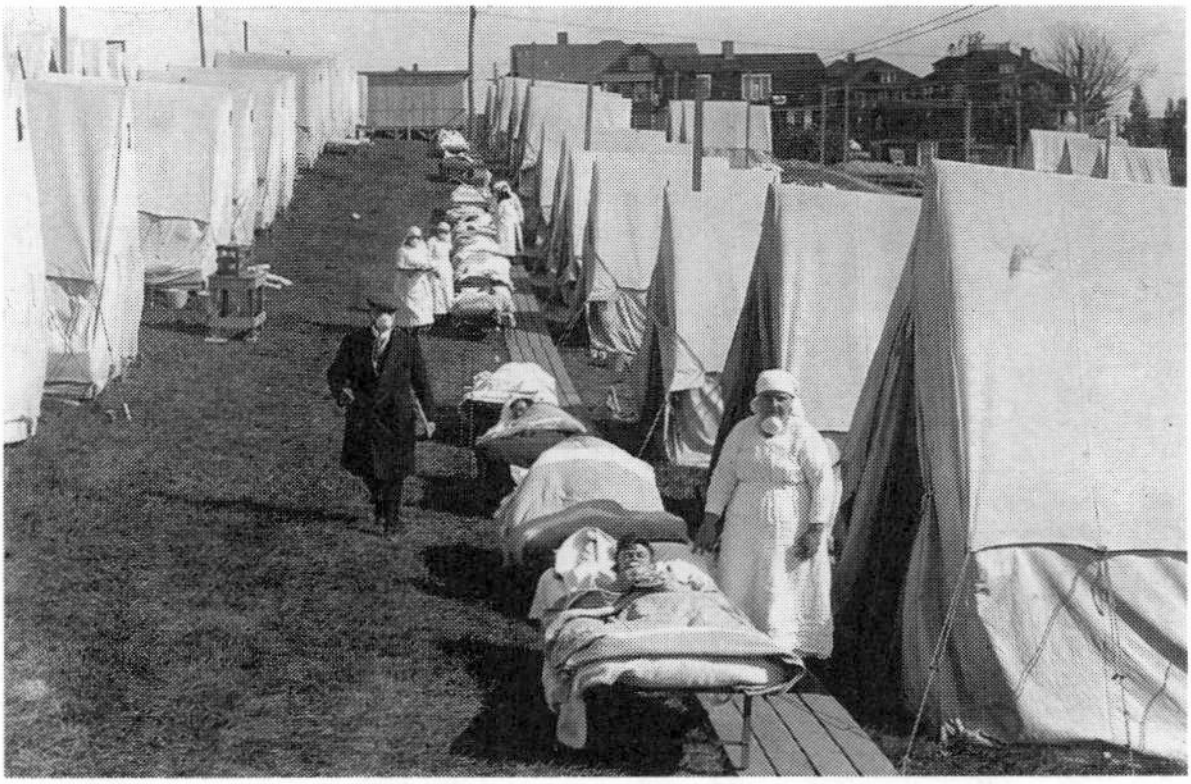

アメリカのマサチューセッツ州にあった、スペイン風邪患者の隔離施設。1918年10月撮影、写真：akg-images／アフロ

いになった。兵士たちは来る日も来る日も、何人もの同僚が水葬されるのを見送った。フランスの港に上陸しても、そこの病院もすでに患者で溢れていた。治療すべき医者も看護婦もみな倒れてしまっており、ろくな治療を受けられずに亡くなる患者が少なくなかった。

残っている記録からの推計では、９月にアメリカからヨーロッパに向かった39隻の輸送船には、12万９０００人の陸軍兵士を乗せていたが、１万２０００人がスペイン風邪を発症し、洋上で７０００人が死んでいる。大西洋を渡る直前や、到着後の死亡者を併せると２０００人がスペイン風邪で亡くなったという。

前後の時期にも、アメリカ本土からさらに多くの兵士が輸送されているので、膨大な数の犠牲者がいたのは容易に想像できる。アメリカも、ヨーロッパ派遣軍の増派を再考せざるをえなくなった。

敵軍の不幸は味方の幸いと、ドイツ上層部には情勢好転の期待感も出たが、すぐに悪性化した新手のスペイン風邪に倒れる兵士が数千人も出てきた。ベルリンでは市民が病院に殺到しており、やがて食糧不足や経済問題などもあって厭戦気分がみなぎっていった。

ついに11月3日にキール軍港で水兵が反乱し、ドイツ革命が起こって皇帝はオランダに亡命した。11月11日にパリ郊外コンピエーニュの森でドイツ軍と連合軍が休戦協定に調印し、やっと平和が戻ってきた。

ドイツの行く末を変えた、ウィルソン大統領の罹患

講和条件を討議するパリ講和会議では、ドイツに対して復讐的に厳しい態度を取る英仏と、国際連盟を提唱するなど理想主義的な考えのアメリカのウッドロー・ウィルソン

大統領は激しく対立した。彼の原則論は強く、会議の行く末が危ぶまれるほどであった。

１９１９年４月３日午後、ウィルソンは突然声がしわがれて呼吸困難となり、発熱し、激しい腹痛を伴う下痢を起こした。あまりに突然の発症なので、居合わせた主治医は毒を盛られたのではと疑ったという。

結局、体調不良の原因はスペイン風邪であり、数日して回復したが、彼は気力が失せてしまった。会議の原理原則を貫く姿勢がなくなって、フランスのジョルジュ・クレマンソー首相らの報復主義的な講和条約を唯々《いい》諾々《だくだく》と認め、ベルサイユ講和条約として調印した。その時、「自分がもしドイツ人なら、絶対にこんな条約にサインしないだろう」とつぶやいていたという。

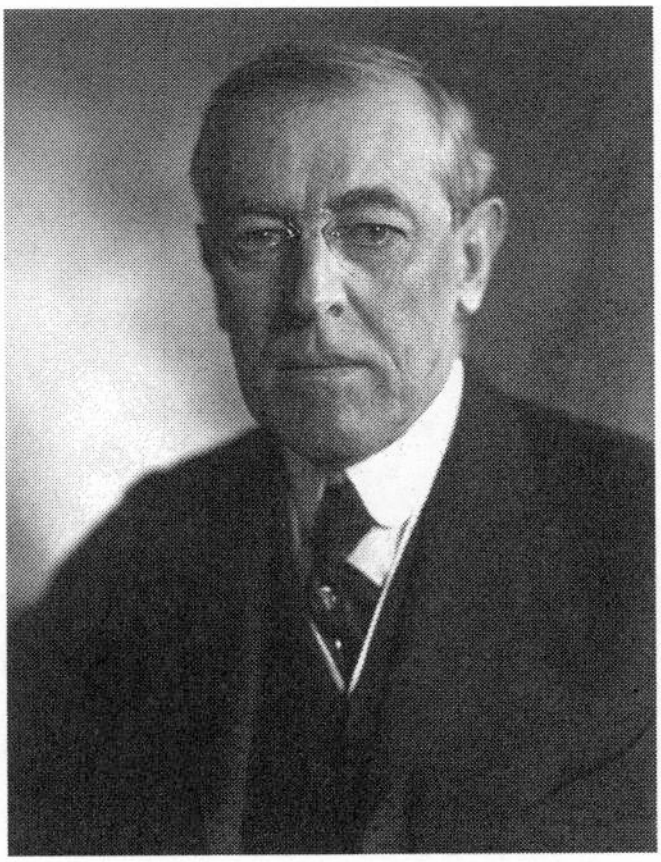
ウッドロー・ウィルソン。1919年撮影、写真：Glasshouse Images／アフロ

インフルエンザはしばしば、回復後に抑うつ状態をもたらし、アガサ・クリスティーも長編ミステリー『忘られぬ死』の中で

「インフルエンザに罹って、その後で憂うつになる人間はいくらでもいるのだ」と書いている[*2]。

今日の解釈では、インフルエンザ・ウィルス感染によってインターフェロンなどのサイトカイン（免疫システムで働く小さなタンパク質）類が産生され、それらの神経作用でうつになるとされている。

ともあれ、ウィルソン大統領がスペイン風邪に罹った結果、ドイツは厳しい講和条件を飲み込まされて、条約を締結したが、国中にみなぎる復讐心がやがてナチス台頭の伏線となっていく。

また、過労かつ病み上がりのウィルソンはアメリカに戻ったが、国民に国際連盟の必要性を説く遊説の最中に脳梗塞を起こしてしまう。提唱国アメリカが参加しない国際連盟は力強さを欠いて十分機能を発揮できず、次の世界大戦を防げなかった。

なお、このパリ講和会議には、戦勝国として日本も参加し、西園寺公望《きんもち》をはじめとする外交団を派遣した。

随行医だった勝沼精蔵（後に名古屋大学総長）によると、全権団には、松岡洋右《ようすけ》、東郷茂徳《しげのり》、重光葵《まもる》、芦田均《ひとし》など、後の日本の運命に深く関わる人たちが加わっており、多くの人がスペイン風邪に罹った。高熱にあえぐ珍田《ちんだ》捨巳《すてみ》特命全権大使（駐英大使、後に侍従長）の交渉力が是非必要だと、無理矢理解熱させて会議に出席してもらい、日本の国益が守られたという。今日の常識からすると会議でウィルスをばらまくとんでもない話だが、当時はウィルスの概念が一般的ではなかった。

また、吉田茂一等書記官だけは一度も病気にならなかったとも、勝沼は回想録で述べている。敗戦後の日本の首相として、強烈な個性で国際復帰と復興に導いた吉田は身体的にもタフで強運な人だったようだ。

日本の人口の半数近くが罹患、38万人が死亡

一方、人間世界の平和到来とは無関係にウィルスは拡散した。第一次世界大戦はヨーロッパが主戦場だったが、英仏の植民地軍など世界中から兵士や労務者が動員され、戦い、感染して故国に帰っていった。

ほかにも、ロシア革命に対する各国の干渉軍は、ウィルスをまき散らしながらシベリ

アを横断して極東に至った。また、海上輸送路も張り巡らされていて、スペイン風邪のグローバリゼーションが起こった。

日本も例外ではなかった。大正７（１９１８）年の５月には、東京ですでに三日風邪としてインフルエンザが流行っていたが、秋には悪性化したスペイン風邪の猛威が本格的となり、新劇の演出家だった島村抱月は、11月５日に舞台稽古の最中に発熱して突然倒れ、数時間で死んでしまった。享年47歳。

同月11日、第一次世界大戦終戦。翌年1月５日、抱月の恋人の女優で、「カチューシャの唄」で有名な松井須磨子が後追い自殺で縊死《いし》した。32歳だった。亡くなった宮様もおられたし、明治初年の岩倉派遣団と一緒にアメリカに渡って教育を受けた大山捨松や西郷隆盛の息子の西郷寅太郎陸軍大佐も犠牲となった。

その頃の日本の人口約５６００万人中、２３８０万人がスペイン風邪に罹り、38万人が死亡したという。軍隊でも学校でもみな寝込んでしまい、鉄道員が倒れて列車は止まり、経済も回らず、火葬場だけがにぎわった。

1世紀も前のことなので、当然ながら筆者にはスペイン風邪のリアリティはないが、若い日に行なった研究の中で、悪疫流行の凄まじさを垣間見たことがある。ある病気の研究で、許可を得て幕末期まで遡《さかのぼ》って家系調査を行なったが、大正７年に一家族の中で３人の学童が数日の間に次々と死亡していて驚いた。筆者にも子どもが生まれたばかりであり、その親の嘆き悲しみを思いやったことがある。時期からして、スペイン風邪だったにちがいない。

スペイン風邪はアラスカなどの極北の地にも及び、多くの人の命を奪った。20世紀末になって、そのような人の冷凍状態の遺体が凍土の中から発掘され、ウィルスが分離されて遺伝子配列などが調べられた。その結果、Ｈ１Ｎ１と呼ばれるタイプのインフルエンザ・ウィルスであることが明らかになった。

２００９年、スペイン風邪と同じウィルスが流行

２００９年春、メキシコで、ブタから発生してヒトに感染したインフルエンザが報告され、そのウィルスはスペイン風邪と同じＨ１Ｎ１であった。90年前の悪夢の再来と世界中が慄《おのの》いた。

日本でも、５月には海外からの帰国者の中に最初の患者が現れた。厚生労働省は空港での検疫強化による水際防疫作戦に出て、国立病院機構である筆者の病院からも、少ない人数の中から中部国際空港に医者や看護師を派遣したことがある。

そして、この新型インフルエンザのワクチンが急遽開発され、再び国立病院機構が動員された。すなわち、医者や看護師などにまず接種して、ワクチンの有効性や安全性を検証し、同時に大流行時にまず治療に当たる人たちに免疫をつけておこうということだ。で、筆者もモルモットの気分で、治験被験者同意文書にサインし、注射を受けた。

この時のＨ１Ｎ1流行は、世界中では2億人以上が罹り、15万人以上が亡くなったと推定されている。日本では、約２０００万人が患者として受診し、死亡者は２００人で、世界平均の１００分の1強の死亡率だ。

いずれにせよ、スペイン風邪の死亡者よりはるかに少ない。概して平和な時代であり、人々の栄養状態も改善し、医学・医療も進歩していて、ワクチンや治療薬、合併症対策などの積極的な対策手段もあり、それらが功を奏したのだ。もっとも、製薬会社が意図的に危機感を煽ったという説もあるが……。

第一次世界大戦では約９００万人の兵士と１０００万人の非戦闘員が亡くなったが、スペイン風邪は全世界で5億人が感染し、死者は５０００万人～1億人といわれ、戦争以上に凄まじい破壊力を示した。イギリスにおいては、若い世代を中心に、戦争で１００万人、スペイン風邪で20万人以上が犠牲となった。

このような数字を調べながら、学校の長机に“1914.7.1.”と刻んだ、文豪の３５０年後の後輩が、無事に第一次世界大戦とスペイン風邪禍を切り抜けられたことを祈らずにはいられなかった。

＊1―アルフレッド・W・クロスビー著、西村秀一訳『史上最悪のインフルエンザ』みすず書房、２００４年
＊2―アガサ・クリスティー著、中村能三訳『忘られぬ死』早川書房、２００４年
・Trilla A, et al.: The 1918 “Spanish flu” in Spain. Clin Infect Dis 47: 668-673, 2008
・Kobasa D, et al.: Aberrant innate immune response in lethal infection of macaques with the 1918 influenza virus. Nature 445: 319-323, 2007
・勝沼精蔵著『桂堂夜話』黎明書房、１９５５年

チャウシェスクの子どもたち——エイズ

ルーマニア人教授の不思議な訴え

悪い政策は、人工的に悪疫をもたらす。

１９９０年初秋、ドイツ南部のミュンヒェンで開催された国際神経筋学会に出席した。筆者にとって初めてのヨーロッパである。

まだドイツ連邦共和国は西ドイツと言っていた頃であったが、東欧の民主化が急激に進み、東西冷戦がいよいよ終わったと、この時期のヨーロッパには高揚した気分が漂っていた。

日本からの旅客機の中では、東京での商談を終えた東欧の陶器メーカーの若い営業マンが、客室乗務員を相手に上気した口調で、さあこれからは自分の国も世界に向かってビジネスをするのだと宣《のたま》っていたのを覚えている。一応はまだ存在していたドイツ民主共和国（東ドイツ）から小型大衆車トラバントが何台かミュンヒェンにやってきていた。

学会の会場は、当世流行りのホテルやコンベンションセンターではなく、ドイツらしく荘重かつ実直で古めかしい昔の大学の建物だった。

セレモニーがあり、学会会長の講演が終わって、ロビーで友人たちとコーヒーを片手に話していると、小柄な年配の女性が近づいてきた。地味な服装だが、ネームプレートにはルーマニアのプロフェッサー・ナントカとプリントされていた。

彼女は片言英語で喋りかけてきたが、正直言って、よく分からない。かろうじて聞き取れた単語は、AIDS children, transfusion, wrong policy, need help であった。この学会の主要テーマである、筋ジストロフィーやＡＬＳ（筋萎縮性側索硬化症）に関連したことではなさそうだ。

政治的なことか社会的なことか、何かを訴えたいらしいのだが、お互いの乏しい英会話力ではらちがあかない。何度も聞き返しているうちに、とうとう彼女は諦め、伏し目がちに去って行ってしまった。

前の年の11月には鉄壁と思われていたベルリンの壁が崩壊して、すぐさま12月にはルーマニアで24年間も政権の座にあったチャウシェスク政権が消滅した。彼は民衆蜂起を

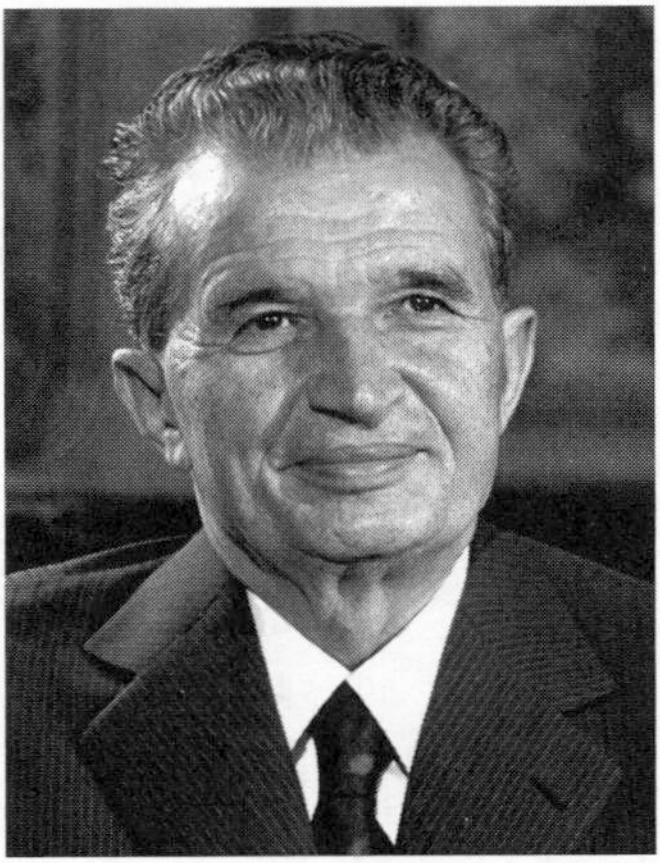
ニコラエ・チャウシェスク。1984年撮影、写真：Ullstein bild／アフロ

機に政権を追われ、数日のうちに手際よく即決裁判で銃殺された。

すると、堰《せき》を切ったように、国民の困窮をよそにしたチャウシェスク一家の贅沢三昧と放埒《ほうらつ》ぶりが白日の下にさらされ、後継者と目されていた次男からの性的暴行から逃れて国外逃亡した、女子体操選手のコマネチのことなど、眉を顰《ひそ》めさせる報道が続いた。

だが、ルーマニアが内戦状態のような大混乱にならずに安定してきて、人々が前向きに歩みはじめたことは、よいことだと思っていた。

だから、性的放埒がもたらす病気であるエイズが、厳しい共産主義体制下の子どもに蔓延していたという、この片言の女性教授のつぶやきはにわかには信じられなかった。

なにか変だなと思いはしたが、帰国後の日々の臨床の中で忘れていってしまった。

308人に感染を広げたHIVの〝0号患者〟

それより8年前の１９８２年、アメリカのアウトサイダーの間で二つの大きな医学的事件が起こっていた。

一つはカリフォルニアの若者たちが合成麻薬を使ったことで急性のパーキンソニズムになり、体が凍りついたように動かなくなった事件だ。ＭＰＴＰという原因物質が分かり、それ以後、パーキンソン病の研究や治療が急速に進んだ。

もう一つは、アメリカ疾病予防管理センター（ＣＤＣ：Centers for Disease Control and Prevention）からの報告で、カリニ肺炎という稀な病気が、男性同性愛（ゲイ）の人たちに発生したというものであった。

カリニ原虫の病原性は弱く、免疫抑制剤や抗がん剤を使っている人など、免疫力が落ちている人に起こる日和見《ひよりみ》感染の一つだ。調査してみると、ほかの日和見感染やカポジ肉腫という特殊な皮膚疾患の患者もゲイ・コミュニティに多発しており、ニューヨークやカリフォルニア、フロリダと患者は全米各地に亘っていた。

さらに、後に〝0号患者〟(Patient 0)と呼ばれるようになった、エア・カナダの20代の客室乗務員男性が、10の都市のゲイ・コミュニティに顔を出しては40人の相手と関係を持ち、その人たちが核となってクラスターができ、さらにこれらの病気の患者は増えていた。

１９８４年の報告では、３０８人が〝0号患者〟を起点とする感染者だと分かっている。彼自身はカリブ海に浮かぶハイチのゲイ・コミュニティでＨＩＶ(Human Immunodeficiency Virus)、ヒト免疫不全ウィルス、いわゆるエイズ・ウィルスに感染していた。

ハイチでは社会混乱がずっと続いていて、貧困層では男女ともに売春をする人が多く、それを目当てにやってくる欧米人も少なくない。また、アフリカとの人的交流が多い島でもある。

〝0号患者〟に連なる人たちがそれぞれ多数の同性のパートナーと性的関係を持ったために、ＨＩＶがゲイ・コミュニティに広く蔓延してしまった。

ハリウッドの二枚目俳優で、映画『武器よさらば』で主演を演じたロック・ハドソンは、１９８５年の死の直前に自分がエイズに罹っており、ゲイであるとマスコミに公表した。だから、この謎の病気は当初は〝ゲイ関連免疫不全症候群〟とも呼ばれていた。男女間でもうつるが、売春や乱交などを介していることが多いので、性的に潔癖な人や保守的な人たちは、聖書の教えに反する人たちへの神の怒りだと言っていた。

ところが、ＨＩＶ感染者の血液で作られた血液製剤の治療を受けた血友病患者や、輸血を受けた人にも免疫機能低下による日和見感染が起こった。『ミクロの決死圏』などのＳＦ小説の大家、アイザック・アシモフも心臓手術の後の輸血でＨＩＶに感染し、亡くなっている。また、治療する医療従事者や一般の人にも感染者が見られるようになり、エイズは天罰だなどと偏見を口にしておれる状況ではなくなってしまった。

1980年代、誰もが恐れた「静かなパンデミック」

ＨＩＶは体内に入ると、ヘルパーT細胞という、免疫応答の司令塔的な役割をするリンパ球に感染し、ヒトの体の防衛システムを壊してしまう伝染病である。正式な病名は〝Acquired Immune Deficiency Syndrome：後天性免疫不全症候群〟で頭文字をとってＡＩＤＳ、エイズと呼ばれている。この病気の存在が知られた当初は治療法がなく、確実に死に至る病とされ、静かなパンデミックとも言われた。

筆者がアメリカで研究生活を送っていた１９８０年代中頃には「タイム」や「ニューズウィーク」といった一般雑誌でも、毎号のようにエイズやＨＩＶの詳しい解説が載っていた。診断法と予防、それに治療方法の確立が急務の問題として、医学界のみならず社会一般にも熱が入りかけていた。

Ａｉｄとは救助の意味で、まさに〝助けて〟という悲鳴でもあり、〝助けるぞ！〟という決意でもあった。

ＨＩＶはレトロウィルスといって、自分の遺伝情報であるＲＮＡを、侵入したヘルパーＴ細胞のＤＮＡに組み込ませて、その細胞を乗っ取ってしまうという特殊な感染様式なので、アメリカやフランスをはじめ各国で集中的に詳しく研究された。

その結果、ヒトの免疫システムや、ＤＮＡやＲＮＡなどの分子生物学的メカニズムが、それまでと比べものにならないほど明らかにされた。そして、後に触れるような、治療薬の開発に繋がっていった。

それらの研究過程で明らかになったＨＩＶのＤＮＡ配列により、診断がつかなかった過去の症例が再検討され、いつ、どこで、どのようにしてこの病気が人類をターゲットにしたかが分かってきた。

０号患者は、実はアメリカ最初の患者ではなかった。ミズーリ州セントルイスでカポジ肉腫により１９６９年に亡くなった、セクシャル・ヒストリー不明の16歳の黒人の組織標本や血液からＨＩＶのＤＮＡが検出されている。

ヨーロッパでは、１９５９年にイギリスのマンチェスターで死亡したアフリカ帰りの船員まで遡れるようだ。

１９７０年代のヨーロッパでは治療困難な日和見感染の症例が散発していた。アフリカ航路のノルウェイの船員とその妻及び娘が相次いで亡くなり、後に全員の組織や血液サンプルからＨＩＶのＤＮＡが検出されている。船員が港町で性行為関連疾患として拾ったエイズを、家族内感染させてしまったのだ。

現代では治療法が確立

ＨＩＶは、アフリカの密林の中からやってきた。アフリカの霊長類には、サル免疫不全ウィルス（SIV：Simian Immunodeficiency Virus）があり、ヒトに感染してからウィルスの性質が変化してＨＩＶとなり、エイズを人間社会にもたらしたという。事件の発端はおそらく19世紀末か20世紀初頭の、ベルギー領コンゴあたりの藪《やぶ》の中で、チンパンジーのＳＩＶがヒトにうつったのだ。

まさか野生チンパンジーとのセックスではあるまい。狩りの最中に咬まれたか、食肉にするための解体過程で飛び散った血液が体に付着したのだろう。

ヒトに感染したＳＩＶは時間とともに変化してＨＩＶになり、鉱山や農場の開発で人口が集中した中央アフリカの都市部の娼婦たちを介して、密かに増殖していった。

そこでは、マラリアや赤痢などの急性疾患が蔓延しており、ＨＩＶ感染者でも、日和見感染を起こす前に亡くなった人が圧倒的に多く、気づかれることはなかった。ともあれ、１９５９年に採取された血液からはＨＩＶのＤＮＡが見つかっている。

エイズは１９８１年に初めて知られたが、そこから瞬く間に世界中に広がり、日本でも1985年に最初の男性患者が報告されている。アメリカから一時帰国したアーティストだという。また1987年には、国内発生としては初めての女性患者が報道され、神戸の風俗関係の仕事らしいとのことで、身に覚えのある人たちが恐慌をきたしたという。

世界中のHIV感染者数は1990年頃までに1000万人、2000年頃には3610万人、2016年には3670万人と推定されている。3分の2がアフリカである。そこではエイズはスリム病（痩せ病）と呼ばれ、蔓延することによって平均寿命が落ち込み、国によっては60歳代から40歳代まで下がった。

幸い、試行錯誤の結果、HIV増殖を抑える薬剤の組み合わせによる治療法（カクテル療法、HAART療法）が確立し、啓発活動などによる予防効果もあって、治らない病気ではなくなってきている。が、経済力や社会インフラが乏しい発展途上国では、状況は厳しいままだ。

なぜルーマニアに膨大な小児エイズ患者がいるか

ミュンヒェンの学会から数年して、ルーマニアの小児エイズの惨状が報道された。新聞の紙面の写真には痩せ細ってうつろな目をした子どもが、ナースに抱かれていたり、ベッドに横たわって死を待っていたりする姿が写っていた。

HIVで汚染された血液を輸血された結果だという。論文を調べてみると、チャウシエスク政権崩壊後3ヶ月しか経っていない1990年3月、イギリスの権威ある医学雑誌「ランセット」に、ルーマニアには小児エイズ患者が何千人もいると報告されていた。ミュンヒェンの学会でルーマニアの女性教授のつぶやきを、筆者たちが耳にする半年前である。

ルーマニアはRomâniaで、古代ローマからバルカン半島に植民した人たちのラテン民族国家である。周辺のスラブ民族国家とは違うという自負がある。

第二次世界大戦後にソビエト連邦支配下の東側ブロックに組み込まれたが、チャウシエスクが実権を握った1960年代には独自路線を歩き始める。

特に1968年の、ソビエト連邦軍によるチェコスロバキア侵攻を、東側にありながら強烈に非難し、アメリカなどの西側に好印象を与え、経済援助を受けることになった。その後、チャウシェスクは強権的になっていく。

あの女性教授が言っていたwrong policy（悪い政策）とは次のようなものであった。チャウシェスクは国の力は人口の多さにあると信じ、1966年に人工妊娠中絶を禁止し、子どもが4人以下の家庭に〝少子税〟を課税しはじめた。

すべての女性国民は45歳までに5人の子どもを産まなければならず、女性の働く職場には、政府からメンストゥルアル・ポリス（月経警察）が派遣され、産科的なチェックをしていたという。もちろん、女性たちの反感を買っていた。本家本元のチャウシェスク夫人にしても3人しか産んでいなかったのだ。

経済的余裕がなくなると、産んだ子を捨てる人たちも増えてくる。そのような子どもは、チャウシェスクの子と呼ばれて、国営の施設で養われ、最終的には17万人にもなった。

セクリタテアというチャウシェスクの親衛隊は、そのような子どもたちを洗脳して、訓練して、構成されていたという。

１９８０年代後半にはルーマニアは西側からの借金の返済などで経済状況が悪くなり、また、国産の食料品や物品を優先的に輸出に回したことから、国民にしわ寄せがきた。幼い子どもたちの施設の状況も悪くなり、保育や栄養状態などが悪化した。

しかし、国の宝であるはずの子どもを死なすと、養育施設の関係者は給料を減らされるなど罰せられるので、なんとしても生かさねばならず、無理な医療が行なわれた。ジストロフィック・センター（栄養不良児センター）で栄養不良の子に輸血を行なったのだ。

事実、ヒトの血液にはタンパク質のアルブミンをはじめ、必要な養分は充分含まれている。だから、チャウシェスクの子たちにも輸血が頻繁になされたが、そこにＨＩＶ感染者の血液が紛れ込んでいたのだ。すでに数年前にはアメリカや日本で、売血による輸血や血液製剤での医原性エイズが社会問題となっていた。

ルーマニアでの事態をさらに悪くしたのは医療器具の使い回しだった。ＨＩＶで汚染された注射器や針を使った医療行為で、次々と感染者を増やしていったのだ。

今なお残る悪政の傷跡

ルーマニアのエイズ患者数のＷＨＯへの報告数は、チャウシェスク時代の１９８９年には13人だったが、１９９０年末には１１６８人、そのうち１０９４人が４歳以下だったとしている。

が、実態はそんなものではなかったようだ。１９９９年には５０００人の子どもが、２００６年には７２００人のティーンエイジャーがエイズあるいはＨＩＶ感染者と言われていた。

ルーマニア政府もこの状態を放置してきたのではなく、ＨＩＶの増殖を抑える治療薬のカクテル療法が１９９６年から開始された。あの、ミュンヒェンで心細そうに訴えていた女性教授も治療に関わっていたのだろうか。ともかく、状況は良い方向に向かい、乳幼児期にＨＩＶに感染した人たちの3分の2が無事に成人したという。

しかし、生まれ落ちた時から施設で育ったチャウシェスクの落とし子たちは、知的、あるいは感情的な発達に問題があり、偏見も加わって社会からはじき出されたままで、厳しい生活状況に置かれている。

首都ブカレストのマンホールの地下には、成人したチャウシェスクの子たちのコミュニティがあり、今なおＨＩＶの感染率は高く、衛生状態も悪く、結核などが蔓延しているという。

・Auerbach D, et al.: Cluster of cases of the acquired immune deficiency syndrome. Patients linked by sexual contact. Am J Med 76: 487-492, 1984
・Worobey M, et al.: Direct evidence of extensive diversity of HIV-1 in Kinshasa by 1960. Nature 455: 661-664, 2008
・Keele BF, et al.: Chimpanzee reservoirs of pandemic and nonpandemic HIV-1. Sience 313:523-526, 2006
・ミルコ・Ｄ・グルメク著、中島ひかる、中山健夫訳『エイズの歴史』藤原書店、１９９３年

第2部

流行病に立ち向かった偉大な人々

天然痘を武器にした者、制圧した者

天然痘は神の恩寵？

アメリカへの留学中、筆者は中古のシボレーで一日に７００～８００キロも走り回っていたが、しばしば奇妙な感じに襲われた。

オキチョビー、バマンキー、ナラガンセットなどの地名は、明らかにネイティヴ・アメリカン（いわゆるインディアン）の言葉だが、その地にその人たちはいない。考えてみれば、聞きなれたマンハッタンも、ポトマックも、ペリーの黒船サスケハナもネイティヴ・アメリカンの言葉なのだ。だが、それらの言葉を話していた人たちの姿は見えない。

ニューイングランドのケープ・コッドは、１６２０年11月にイギリスからメイフラワー号で逃れてきた清教徒たちが上陸した地点である。千島列島なみの高緯度にある、大西洋に飛び出した砂州《さす》の半島で、波が高く、風も強く、荒涼としていた。ピルグリム・ファーザーズ（巡礼の父たち）と呼ばれた上陸者にとって決して楽園ではなく、約半数はその冬を越せなかったという。

この時、清教徒たちは先住民と取り決めを結び、彼らから冬の過ごし方やトウモロコシの栽培の仕方などを教えてもらった。１年後、生き残った人たちが収穫を喜び、晩秋に感謝祭を祝ったのだという。

だが、清教徒と先住民との関係はきれいごとだけではなかった。カナダに残されている記録では、メイフラワー号到着に先立つ１６１６年から17年にかけて、そのあたりに疫病が大流行していた。ネイティヴの人口が減少した時に清教徒たちが来たので、比較的諍《いさか》いが少なかったらしい。

ところが１６３０年になって、清教徒たちとマサチュセッツ族に争いが起こり、ついで天然痘の大流行で、ネイティヴ側は壊滅的打撃を受けてしまった。ついには、マサチュセッツは州名として残るだけになってしまった。

こうして、白人たちは、ネイティヴの疫病を神の恩寵と感じながら、開拓していった。

伝染病で新大陸の億単位の人が死亡

スペイン人のデ・ソトの遠征軍が北アメリカに侵入した直後の１５４０年頃、内陸のミシシッピ川流域には、多くの人々が暮らすネイティヴの集落がたくさんあり、スペイン人たちを撃退した。

だが20年後には誰もいない集落跡ばかりで、あっても小さなものだけだったという。デ・ソトがもたらした天然痘がミシシッピ社会を崩壊させたのだ。

天然痘流行は北米大陸全般で見られ、４万人いた集落で数百人しか生き残らなかったという記録もある。白人到着前、ネイティヴの人口は２０００万人以上だったと言われているが、20世紀初めには25万人に減少してしまった。その１００年後には２００万人以上に回復したが、それでもかつての10分の1である。

同じようなことが南米や中米でも起こっていた。１４９２年にコロンブスが新世界に到達したあと、スペイン人はメキシコにあったアステカ帝国やペルーのインカ帝国を、小人数の兵力でたちまちのうちに征服してしまった。

１５１９年に３００人のスペイン人がアステカに侵入した時、アステカの兵士や人々は、スペイン人を見ただけで斃《たお》れてしまうと怖れた。ここから疫病がアステカやインカの交通網に沿って流行したようだ。インカの人口の60～94％という途方もない大量死が起こっていたので、１５３２年に２００人足らずのスペイン人がやすやすとインカ帝国を征服できたという。

その後も、これらの地域では、疫病が繰り返し流行し、億単位の人々が死んでしまっていた。免疫などの抵抗力のない新世界の先住民に、ヨーロッパなどの旧大陸の天然痘をはじめ、麻疹や結核、チフス、赤痢、それにアフリカから持ち込まれたマラリアや黄熱病が襲いかかったのだ。

日本でも渡来の疫病で歴史が変わった

文明の出合いや交易による疫病流行は、日本も例外ではなかった。欽明天皇13（５５２）年や敏達《びだつ》天皇14（５８５）年には、仏像が渡来した直後に疫病の大流行があった。若い人が多く亡くなり、崇仏を巡っての蘇我氏と物部《もののべ》氏の抗争に発展し、両者は戦火を交えている。

奈良時代の天平７（７３５）年、朝鮮半島から遣新羅使が太宰府に戻ってきたところ、北九州一帯に〝豌豆《わんず》瘡《かさ》〟〝裳《も》瘡《かさ》〟と言われた天然痘が大流行した。

天平９（７３７）年3月、罹患した疫病が治ったのを確認して、遣新羅使が平城京に入京し、宮殿に参内した。すると、翌月から8月にかけて公家や皇族が次々と疫病に罹り、藤原不比等の子どもで、政権を握っていた藤原四兄弟が全員亡くなってしまった。

もちろん、疫病は都に限らず全国に及び、人口の30％前後、１００万〜１５０万人の大量死だったという。貴賤を問わずに、多くの人々が全身膿まみれで死ぬという悲惨さに、聖武天皇は鎮魂と救いを求めて、東大寺の大仏建立を発願した。

このように、文明の衝突はウィルスや細菌の衝突でもあり、旧大陸からの数々の疫病に対する新大陸からのお返しは梅毒であった。これも、ヨーロッパを経てアジアに渡り、世界的流行を起こした。

が、王様などが個人的に罹患して、歴史の流れに多少の影響を及ぼしたものの、大量死で文明や国家を崩壊させるほどではなかった。

伊達政宗の独眼竜も天然痘の後遺症

旧大陸からの疫病で最も深刻だったのは、伝染性、経過、致死率、むごたらしさからして天然痘である。医学的には痘瘡《とうそう》と言い、疱瘡《ほうそう》とも呼ばれるが、ここでは一般的な天然痘という呼称を使うことにする。

ヨーロッパやアジアでは、天然痘は古代から流行しており、紀元前12世紀のエジプトのファラオ、ラメセス5世のミイラにはアバタ（痘痕《とうこん》）が残っている。

病原体はラクダに由来するＤＮＡウィルスで、12日くらいの潜伏期の後、高熱、頭痛、筋肉痛などで急激に発症する。2、3日して顔や手足に発疹が現れ、やがて膿疱《のうほう》（膿の水疱）に変わっていくが、重症例では痙攣《けいれん》が起きたり、皮膚や体内で出血して亡くなってしまう。

天然痘の致死率は高く、地域差、時代差はあるが20〜50％であり、18世紀ヨーロッパでは、全死亡者の10〜15％を占め、天然痘の犠牲者の80％が子どもであったという。日本の七五三の風習も、赤ん坊が天然痘や麻疹などの感染症を無事切り抜けて成長したことを祝ったのが元だともいう。

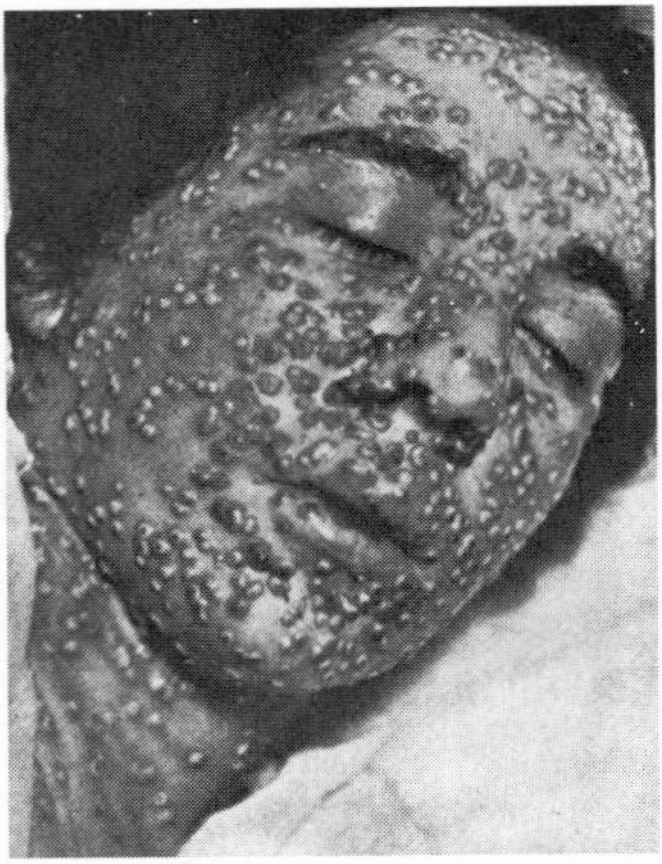

ワクチン接種を受けていない、天然痘に罹った女性。W. A. D. Anderson: Pathology. The C. V. Mosby Company, 1971

天然痘に罹って生き延びても、膿疱の痕がアバタとなった。しばしば美貌崩壊の悲劇をもたらし、化粧術の発達を促した。ソビエト連邦の独裁者スターリン書記長の顔にもあり、本人は気にしていて写真を修整させたというが、アバタが残っているポートレートもある。

後遺症で深刻だったのは、眼の角膜の損傷である。伊達政宗の独眼竜はそのためである。かつては、失明の一番の原因は天然痘だったとも言われている。そのせいでネイティヴ・アメリカンは病気を生き延びても狩猟・採集の生活ができなかったので、人口は激減したともいう。

カルロス4世による種痘キャンペーン

１８０３年11月30日、スペイン北西部の港町、ラ・コルーニャからマリア・ピタ号が

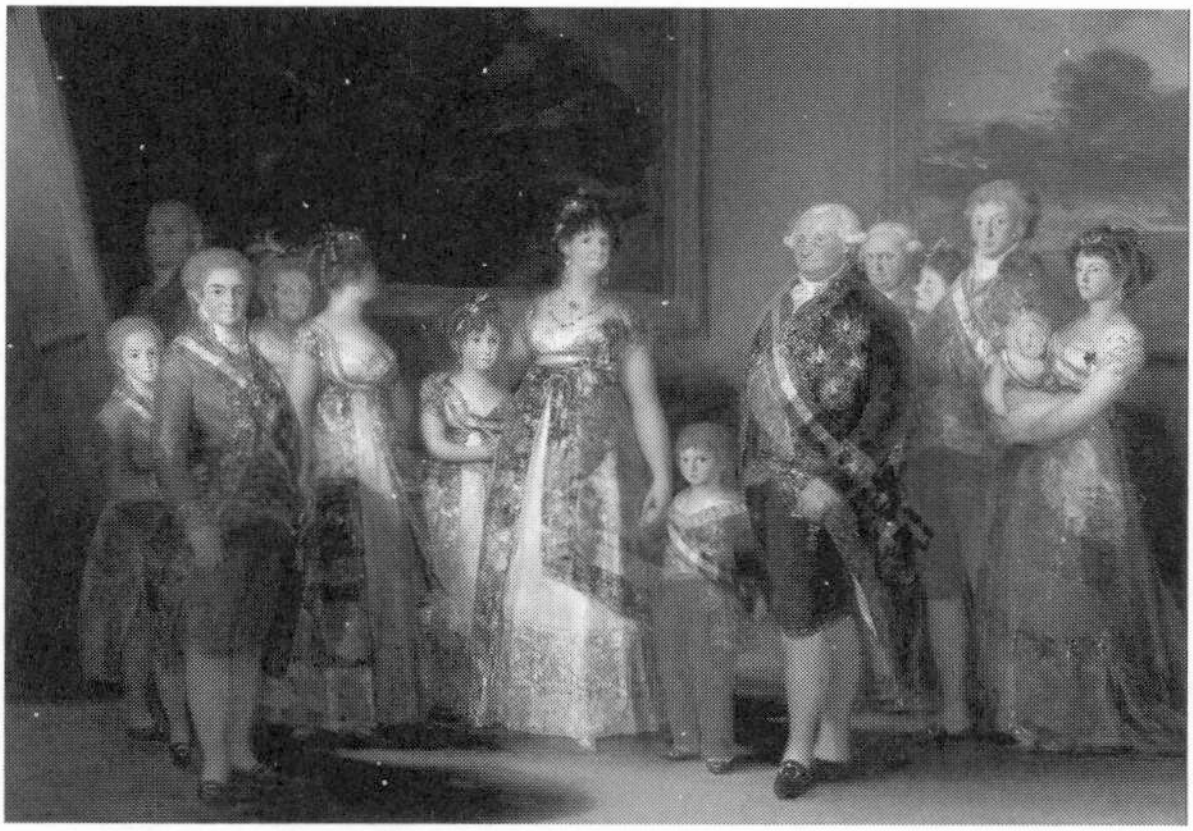

フランシスコ・デ・ゴヤ作《カルロス4世の家族》1800年／プラド美術館蔵

カリブ海の島に向かって出帆した。

指揮官はフランシスコ・ザビエル・バルミス（Francisco Xavier Balmis）。戦国時代に日本に来たイエズス会の宣教師とは別人で、医師である。国王カルロス4世から与えられた使命は、つい最近、イギリスのエドワード・ジェンナーによって行なわれた種痘を、中南米の植民地の人々に施すことだった。

時のスペイン国王カルロス4世は、ゴヤの名画《カルロス4世の家族》で有名だ。太陽王ルイ14世の玄孫で、善人だが統治能力はいまいち以下だった。優柔不断で王室をまとめきれずに国難をもたらしたと散々な評価だ。ナポレオンの侵略で国が乱れ、亡命先のイタリアで客死と、大変な時代を背負い込んでしまって不運だったとも言える。が、この王様は医学の歴史では、語り継がれるべきキャンペーンをプロモートした人物として記憶されている。

天然痘の予防法として、中国では宋の時代（西暦１０００年頃）から、軽症の天然痘患者の痂皮《かひ》（かさぶた）を子どもの鼻孔に吹き込む種痘が行なわれていた（『古事類苑』『種痘伝習録』）。このようにして人の天然痘を植え付けるので人痘といい、18世紀までにはトルコでも行なわれていた。

自分も天然痘のアバタで美貌を削がれたイギリス大使夫人のレディー・メアリー・モンターギューが、１７１７年にコンスタンチノープルで息子に人痘を受けさせた。天然痘が流行していても息子が罹らなかったので、イギリスに戻って、娘に、ついで刑期短縮を条件に囚人に種痘を行ない、安全性と効果を確かめた。

アメリカでも行なわれるようになって徐々に普及し、フランスでは国王ルイ15世が天然痘で崩御したあと、孫のルイ16世が人痘を施された。後にフランス革命で断頭台に登った王である。

しかし、人痘は軽くはあっても発症し、死亡率は２〜４％であり、リスクは低くない。自然感染の10分の１以下ではあるが、ロシアン・ルーレットのようなものだ。

乳搾りの娘が天然痘に罹らないわけ

開業医であるジェンナーが牛痘による種痘を思いついたのは、牛の乳搾りの娘たちは手に軽い膿疱を作ると、天然痘が流行しても罹らないことに気がついたからだ。１７９６年に、まずは小作人の息子に、牛の膿疱の膿を植え付ける種痘（牛痘接種）を行ない、効果を確認してから自分の息子にも施した。

１７９８年に論文を発表したところ、発症者もほとんどなく予防効果があるとして、あっという間にイギリスのみならずヨーロッパ中に広まった。当初は牛痘を受けると頭に角が生える、接種した部位に牛の形のデキモノができるなどといったインフォデミックもあったが、抜群の効果の前には吹き飛んだ。

牛の皮膚に膿疱をつくるウィルスは、外側のカプセルの部分は天然痘ウィルスと同じだが、病原性は弱い。つまり弱毒ウィルスなので、それを感染させて、カプセルに対する抗体ができれば、天然痘ウィルスが体内に侵入してきても排除できて、発症しないというわけだ。

種痘を世界に広めた、幼い王女の悲惨な死

スペインでは、国王カルロス４世は幼い王女を天然痘で亡くしてしまった。症状に貴賤はないはずだから、全身に膿疱ができてむごたらしい姿だったにちがいない。驚いた王妃は３人の王子に牛痘を受けさせた。王子たちは３日ほどの微熱だけで、妹に死をもたらした病気を発症することはなかった。

　効果に感動したカルロス４世はひらめいた。新大陸における自分の帝国では天然痘が猖獗《しょうけつ》を極めている。かつて、スペインの冒険者たちが征服した中南米の地である。そこの臣民にも種痘のご利益を授けるのだ、と。

　１８０３年９月１日に勅令を発し、フランシスコ・ザビエル・バルミスが呼び出された。彼の使命は、アメリカとアジアのスペイン領において、無償で人々に種痘を施すこと、それらの地域に種痘の方法を教え、種痘の記録を残し、さらに将来に備えて痘苗《とうびょう》

（感染力のある新鮮な膿）を確保し続けることだった。

世界一周種痘の旅

11月、バルミスはマリア・ピタ号に乗船し、大量の種痘のパンフレットを積み込んでスペインを後にした。一行は隊長バルミスと副隊長のサルバニ、3人の外科医と2人の救命士、それに4人の男性看護師と22人の孤児という極めて風変わりな構成である。

当然、現地で種痘するための痘苗も携えていくのだが、今日のように製剤化はできず、生きている牛痘ウィルスが消失しないように繋いでいく（継代）必要がある。そこで天然痘に罹ったことがない孤児たちが集められた。

まず、出帆直前に最初の子どもの腕に牛痘が接種され、10日ほどしてその子の膿を次の子に接種するという具合に繰り返した。不測の事態を避けるために、一度に2人の子どもに接種しながら、アクティヴな痘苗を継代していった。

翌年2月、カリブ海のプエルトリコに到着し、3月には南米のベネズエラに渡った。彼の地では、たくさんの子どもたちの命を奪い去ってしまう疫病から解放する〝王様の贈り物〟として大歓迎された。

ここで一行は二手に分かれ、副隊長のサルバニは、南米をアンデス山脈沿いに進み、各地で何万人もの種痘を繰り返していった。ペルーでの実績は19万７０００人にのぼる。まさに難行苦行のミッションであり、サルバニは何度も熱病に罹り、１８１０年に34歳の若さでコロンビアの土となってしまった。

一方、バルミスはまた船に乗り、同じように痘苗を継代しながらメキシコに向かった。メキシコではさらに４歳から６歳の孤児を26人集め、１８０５年２月５日にアカプルコを出発して太平洋を横断し、５月16日にはフィリピンのマニラに到着した。

ここでも種痘所を開いて積極的に接種をしただけではなく、東南アジア原産の水牛の子牛に牛痘を植え付けて、人によらない継代を行なった。種痘用の組織液を採取して、ガラスチューブに入れて遠くの地方にも輸送し、さらにその地でも種痘がなされた。

かつてのスペイン人はコロンブスをして新世界を発見せしめたように、探究心旺盛な海洋民族であった。宣教師フランシスコ・ザビエルが、インドと日本にと足跡を残したように、２５０年後の医師フランシスコ・ザビエル・バルミスも、スペイン国家の意志として、種痘活動を中南米、そしてアジアでも遂行した。中国に渡り、マカオや広東でも種痘をしている。

１８０６年９月７日、バルミスはインド洋を横断してアフリカ南端の喜望峰を廻ってマドリードに戻った。孤児たちの腕に牛痘を継代しながら、種痘キャンペーンで世界を一周したのである。

しかし、カルロス４世はバルミスから帰国の挨拶を受けた翌年、ナポレオン率いるフランス軍の侵攻を受け、王位を追われた。スペインはゲリラ戦の戦場となって荒廃し、カルロス４世は１８１９年に亡命先のイタリアで亡くなった。

同じ年、フランシスコ・ザビエル・バルミスも66歳の生涯を閉じている。輝けるミッションを支えた孤児たちは、目的地の教会や修道院に引き取られたようだが、その後の運命は詳《つまび》らかではない。

天皇の罹患が幕末のターニング・ポイントに

残念ながら、当時の日本は鎖国しており、２人目のザビエルは足を延ばしてはくれず、種痘の恩恵を直接受けることはできなかった。

文字情報として『泰西種痘奇法』がすぐに伝わったものの、痘苗そのものは40年後の嘉永２（１８４９）年に、やっと長崎出島のオランダ商館のドイツ人医師モーニケを通じて佐賀藩が手に入れた。まずは藩医の息子、ついで、佐賀の鍋島公の若君に種痘を施した。

ひとたび到来するや、その年のうちに、上方、尾張、江戸と、たちまち日本国中に広がった。フランシスコ・ザビエル・バルミスのミニ版のように、痘苗を子どもたちに継代しながら、雪の降る中を京都から福井へ伝えた話もある。

こうして、緒方洪庵ら幕末の名医たちの手で、それぞれが何千人、何万人にも種痘を施していった。北海道のアイヌの人たちにも、幕府は蘭方医桑田立斎《りゅうさい》に命じて半ば強制的に種痘を行なった。新大陸と同じように蝦夷地のネイティヴの間にも、江戸時代に和人が入植するようになってから天然痘が大流行し、人口が激減していたのだ。

慶応２年12月（１８６７年1月）、孝明天皇が発熱して、発疹が出て天然痘と診断された時、見舞いに参上しようとする親王祐宮《さちのみや》（後の明治天皇）にうつることを心配された。お付きの者から、以前にさる公家の女児で安全性を確認した上で、種痘をお受けになっていると聞かれて安心され、見舞いをお受けになられた。孝明天皇は回復に向かっていたが、一転悪化して崩御してしまった。

孝明天皇は、朝廷と幕府が協調して難局に当たろうとする公武合体の立場をとっていた。数ヶ月前に、天皇の妹和宮《かずのみや》が降嫁した14代将軍徳川家茂が脚気で急死しており、引き続いての天皇の崩御は、幕末の流れを倒幕維新へ向かわせたターニング・ポイントとも言える。大政奉還は翌年の10月（１８６７年11月）、江戸城明け渡しはその次の年の４月（１８６８年５月）である。そういうタイミングなので、暗殺説もあるが、天然痘の急性増悪であっただろうと思われる。

なお、江戸では神田お玉ケ池（現千代田区岩本町）の種痘所が有名であるが、建築早々の安政５（１８５８）年暮れに火事で焼け落ちてしまった。その頃は井伊直弼大老の時代で、種痘所開設に努力した開明派幕府官僚は左遷されており、お上のサポートは得られなかった。

そこで、下総《しもうさ》銚子《ちょうし》のヤマサ醤油の濱口儀兵衛（号は梧陵《ごりょう》）が私財５００両以上も寄付して、種痘所を再建したという。筆者の郷里の豪商による、医学の歴史への貢献であり、誇らしく思う。

日本国内の天然痘発生は昭和31（１９５６）年が最後であり、世界的にも１９７７年にアフリカのソマリアで最後の患者が出た後、人類社会から消滅した。日本人の蟻田功（元国立熊本病院長）らが主体となって行なった、ＷＨＯの組織的な種痘プロジェクトの結果である。

ネイティブ・アメリカンへの卑劣なバイオテロ

筆者は、子どもの頃に『真紅の騎兵隊（Battles of Chief Pontiac）』という西部劇の映画で天然痘に罹った人を見て、トラウマになったことがある。ハンサムな白人男性がネイティヴ・アメリカンの集落にやってきて、そこの乙女との恋や、戦闘などが描かれていたが、ラストシーンが衝撃的であった。

ハンサムな白人男性と対立し、ネイティヴをさげすむ白人の悪役大佐が茜色の草原で棒杭に縛りつけられ、大酋長が彼の前に立ち毛布をグイッと被せ、馬に乗って夕陽に向かって去っていく。残された彼は太陽にあぶられ、やがて、顔に斑点が出て、それは時間とともに増えていった。赤紫色の斑点が膿んでいって、おぞましい顔になった彼が、首を垂れたところで、映画は終わった。

それ以降、天然痘という言葉を聞くたびに、その顔が脳裏に浮かび、恐怖心が湧いてくる。

何年かして医学生になり、そのシーンの意味が理解できた。平和であった集落に、白人が災厄をもたらしたのだ。プレゼントか交易で、天然痘ウィルスだらけの毛布を、免疫のないネイティヴたちに与えて疫病を流行らせた。悪役大佐は、復讐としてその毛布を被せられて放置され、天然痘の苦しみと無残さを味わわされたのだ。

この映画は実話だ。１７６３年、アメリカ独立戦争に先立つフレンチ・インディアン戦争は、フランスとネイティヴ・アメリカンの同盟軍と、イギリス軍が戦った植民地戦争であったが、イギリス軍は天然痘病院から取り寄せた毛布とハンカチーフを諸部族に配った。さらに独立戦争でも、ワシントンの率いる植民地軍にも同じ手を使ったという。イギリス人は、人痘法で免疫をつけていた。

また、19世紀になっても、アメリカの西部では、森の中に天然痘や麻疹の患者が使っていた毛布や衣類を置いておき、ネイティヴが拾って使うように仕向けていた。今日でいう細菌戦、バイオテロである。

１９７９年にＷＨＯは天然痘根絶を宣言したが、今なお国際危機や紛争のたびに、天然痘ウィルスを使った生物兵器の存在がささやかれている。日本周辺にも疑われている国がある。

種痘をしなくなった人類には、天然痘への抵抗力は皆無であり、使われると、新型コロナウィルスなどとは比較にならない破壊力でパンデミックとなってしまう。なお、天然痘ワクチンは備蓄されているという。

・Halverson MS: Native American Beliefs and Medical Treatments During the Smallpox Epidemics: an Evolution. Archiving Early America, 2007

・グレッグ・オブライエン著、阿部珠理訳『アメリカ・インディアンの歴史』東洋書林、２０１０年
・富士川游著『日本疾病史』平凡社、１９６９年
・K・F・カイプル編、酒井シズ監訳『疾患別医学史Ⅱ』朝倉書店、２００６年
・加藤茂孝著『人類と感染症の歴史—未知なる恐怖を超えて—』丸善書店、２０１３年
・アン・ジャネッタ著、廣川和花・木曾明子訳『種痘伝来—日本の〈開国〉と知の国際ネットワーク』岩波書店２０１３年
・Tarrago RE: The Balmis-Salvany Smallpox Expedition. Perspectives in Health 2001: vol6

壊血病に挑んだ
キャプテン・クックのレシピ

日本漂着のオランダ船員を救った新鮮な食事

かつて、悲惨な症状の人が次々と発症して、多くの犠牲者を出す感染症として恐れられていた病気は多いが、現代からすると、すべてが必ずしも感染症ではなかった。壊血病もその一つであるが、現状打破を目指す熱情溢れる人々の、冷静な探究心と試みで克服された歴史がある。

東京駅から皇居に通じる行幸通りの一本南、丸ビルの駐車場口の脇に、逆巻く波にもまれて今にも難破しそうな帆船のブロンズ・モニュメントが台座の上に据えられている。関ヶ原の戦いの半年前に日本に漂着したオランダ船「リーフデ号」だ。

乗組員だったヤン・ヨーステン・ファン・ローデンスタインは、ウィリアム・アダムス（三浦按針）とともに徳川家康の貿易・外交顧問となり、この辺りに屋敷を与えられた。

ヤン・ヨーステンがなまって八重洲と呼ばれるようになった地域は、今日のように東京駅の東側ではなく、皇居寄りの西側、丸の内地区の中にあった。そこに日本とオランダの長年に亘る交流を記念してこの帆船のモニュメントが、１９８０年に設置されたのである。

１５９８年６月、リーフデ号を含む５隻の船団が、東南アジアとの交易を目指してオランダのロッテルダムを出航した。

ところが、大西洋の真ん中で凪《なぎ》が起こって船足は鈍くなり、南米南端のマゼラン海峡に達するまで10ヶ月もかかってしまった。さらに船団はバラバラとなり、沈んだり、引き返したりで、リーフデ号のみが慶長５年３月16日（１６００年４月19日）にやっと豊後、現在の大分県臼杵《うすき》市に漂着した。

太平洋を横断してやってきたのだが、１１０人いた乗組員は24人に減っており、翌日には３人が、数日のうちにさらに３人が亡くなった。が、残りの人たちは、土地の人々の介抱を受け、新鮮な食事を与えられ、回復していった。

長期に及んだ航海で、保存食料と時たま捕れる海の生き物だけの食事で過ごしているうちに、乗組員たちは体を壊して次々と命を落としていったのだ。

リーフデ号は大阪に移され、そこで沈んでしまった。関ヶ原の合戦では、生存者たちは東軍として、西軍に砲撃を加えたという話もあるが、確証はない。

大航海時代以来、船乗りを苦しめた壊血病

１４９２年のコロンブスによる新世界の発見から大航海時代が始まった。６年後には、バスコ・ダ・ガマがアフリカ南端の喜望峰を廻ってインドのカリカット（現コジコーデ）にまで至ったが、出帆後半年くらいすると体に異変を起こして亡くなる水夫が出はじめ、１８０人の乗組員のうち１００人が命を落としたという。

まず生気がなくなって頭の働きが鈍り、歯茎は腫れ上がって出血して歯がぐらつき、顔色が青白くなって皮膚には紫斑（出血斑）が出て、ついには死んでしまうのだ。出航後しばらくしてから症状が出はじめ、上陸地で水夫たちが新鮮な食物をむさぼり食べると回復したという。壊血病である。

長期間の無寄港航海や、水兵の脱走や熱病を怖れて上陸制限をする軍艦では、この壊

血病がしばしば大流行し、海の天罰と水夫たちから怖れられていた。海上交易は、成功すると莫大な利益をもたらしはしたが、船員たちの生命の危険も大きく、まさにハイ・リスク、ハイ・リターンの賭けだったのだ。そのリスクの大きな部分を壊血病が占めていた。

リーフデ号の漂着は大航海時代幕開けから約１００年後だったが、さらに１５０年経って、海の覇権がスペインやポルトガルからイギリスに移っても、事態は変わらなかった。

18世紀のイギリスは断続的にフランスやスペインと戦争を繰り返し、ヨーロッパのみならず、アメリカ大陸やアジアでも覇権を争っていた。

１７４０年、スペインと植民地との交通破壊のために、イギリス海軍は5隻からなる世界一周の艦隊を派遣したが、４年後に戻ったのは1隻のみで、１９５５人もいた乗組員は９０４人に減っていた。かなりの数の水兵が壊血病で亡くなったという。

長期航海を行なう水夫や水兵たちは、相変わらず壊血病で悲惨な状況に陥っていたのだ。

軍医リンドの船上実験

１７４７年、長期航海中のイギリス軍艦ソールズベリー号でも、ご多分にもれず、壊血病の患者が出はじめた。行き当たりばったりの治療で手をこまねいているよりはと、31歳のスコットランド出身の軍医ジェームス・リンドは艦長の許可を得て実験を始めた。〝歯肉が腐り、斑点が出ていて、脱力感が激しく、膝が弱っている〟水兵を12人選び、全員を同じ生活環境で同じ食事にさせた。２人ずつ６組に分け、それぞれに追加の食事ないしは飲み物が与えられた。

アップルサイダー（リンゴの絞り汁を発酵させたもの）、硫酸液、酢、海水、オレンジとレモン、ニンニクとマスタードや香辛料で作ったペーストを、それぞれ決まった量で摂らせた。

この内容からすると、酸っぱいものがよいという、漠然とした経験則があったようだ。実は、柑橘類の壊血病予防効果は、すでに１５９３年にイギリス海軍のホーキンス提督が認めていたが、後輩の艦長や提督たちにその記憶は生かされていなかったようだ。

この医学の歴史上初めてのコントロールされた治療実験の結果は単純明快だった。オレンジとレモンを与えられた水兵はむさぼるように食べ、１週間以内に症状が改善し、職務に復帰できるようになり、他の患者を介抱するまでになった。

リンゴの絞り汁を軽く発酵させたアップルサイダーでも効果が見られたが、他はおしなべて無効であった。

しかし、このデータが公刊されるまで6年かかり、海軍上層部には病気予防の考えが乏しかったために、普及するにはさらに時間を要した。それでも、口コミにせよ効果は徐々に認められていった。

なお、海軍病院長となったリンドは、新しい水兵の検疫期間を設け、彼らの衣服を煮沸し、当時は未知ではあったが病原微生物を消毒し、また制服を支給して、チフスなどの陸上の病気を船に持ち込ませないように防疫に努めた。

水兵のザワークラウト嫌いを直したクック艦長の機転

リンドの試行から21年後の、１７６８年8月26日、イギリス軍艦エンデバー号が大西洋を南下し南太平洋に入って、タヒチ島で太陽の前を通過する金星を観測するミッショ

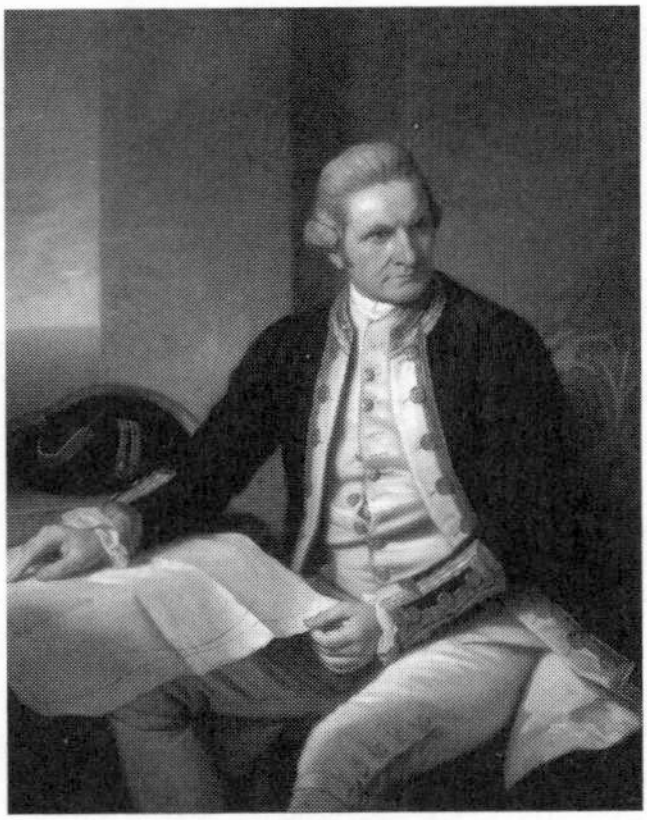

ナサニエル・ダンス作《キャプテン・ジェームズ・クック》1775-1776年／イギリス国立海洋博物館蔵

ンに出発した。

艦長はジェームズ・クックで乗組員は94人。もう一つのミッションは壊血病予防策の検討だった。

彼は若い頃に参加したカナダの測量・探索で、多くの隊員がセント・ローレンス川航行中に壊血病で死ぬのを目の当たりにしていたので、問題意識は強かった。エンデバーには、発酵させるとビールになる麦芽汁、それにキャベツの漬け物ザワークラウトなどが積み込まれた。

ザワークラウトはドイツの国民的発酵食品だが、生鮮野菜が枯渇する冬期に北ヨーロッパで頻発する壊血病への予防効果が経験的に知られていた。

ドイツ料理の付け合わせの定番だが、果たして、エンデバーの水兵たちはザワークラウトを食べようとはしなかった。酸っぱくて筆者の口にも合わない。

そこでキャプテン・クックは一計を案じ、自分たち士官の食事にだけザワークラウトを付けるようにコックに指示した。すると水兵たちも、士官と同じようにしろと、ザワークラウトを欲しがりはじめ、ついには階級に関係なく食べるようになったという。まずは隗《かい》より始めよだ。

エンデバーはタヒチを出航した後、ニュージーランドやオーストラリアを発見し、約３年の航海を終えて本国に帰還したが、壊血病による死者は一人もいなかった。ただし、事故や他の病気で34人も亡くなっており、壊血病がなくても長期航海のリスクは高い。

帰国の翌年１７７２年に、クックは２度目の探検航海に出た。今度は２隻の船隊で、彼はレゾリューション号に座乗して指揮し、前回と同様のレシピを１１２名の乗組員に課した。

南極圏や南太平洋、南大西洋の探査などをして３年後に帰国したが、病死者は壊血病以外の１人のみであった。同じ船隊の僚船アドベンチャー号では、81名の乗組員中20名が重症の壊血病となり、クックがアドベンチャーの船長に乗組員たちへの食事療法を行なうように命令した結果、壊血病は激減した。

帰国したクックは壊血病対策の功で勲章を与えられ、グリニッジ海軍病院の院長に任命された。が、それを断り、翌年３回目の北太平洋への航海に出帆した。

しかし１７７９年２月14日、ハワイで現地人とのトラブルで命を落とした。50歳であった。主を失ったレゾリューションは日本近海をも航海し、１７７９年11月１日の航海日誌には富士山を目視したことが記録されている。

イヌイットが野菜なしでビタミンC不足にならない理由

今日の知識からすると、壊血病はビタミンＣの不足で起こる。レモンやオレンジなどの柑橘類、あるいはキャベツとザワークラウトなどにはビタミンＣ、正式にはアスコルビン酸が大量に含まれている。

アスコルビン酸（ascorbic acid）とは、壊血病（scurvy）を防ぐ酸という意味だ。果物や野菜だけではなく、生の肉にも含まれているが、熱に弱く、加熱調理すると効果が失われてしまう。

アスコルビン酸、つまりビタミンＣには多くの生理作用がある。まず、アミノ酸同士の結合力を強くし、コラーゲンをしっかりさせる。

コラーゲンはいわゆるニカワ成分であり、体の構造を支えていて、皮膚や粘膜、腱などの主要成分だ。血管の弾力のある構造体や関節を包む組織も構成している。

だから、ビタミンＣが不足するとまず歯茎の粘膜が弱くなって爛《ただ》れ、歯がぐらつき、血管が脆くなって出血して皮膚に出血斑が現れるし、体内での出血は命取りになる。

もう一つは神経系での働きだ。心を亢奮《こうふん》させ、ストレスや緊張状態に対応するノルアドレナリンやアドレナリンなどの生成には、ビタミンＣはなくてはならないものだ。壊血病では精気がなくなり、ストレスに弱くなり、心の働きも鈍くなる。

さらにビタミンＣには抗酸化作用がある。生物の生命作用は酸素呼吸によってなされているが、その過程で酸化作用の強い活性酸素が産生され、ＤＮＡや様々な酵素やタンパク質など、生命に不可欠な物質を劣化させてしまう。その結果、ガンや老化促進、免疫機能低下などが起こる。

ビタミンＣには、その活性酸素を消去する強力な作用がある。だから、ガンや認知症、お肌の老化の予防効果があるのだ。

しかしなぜか、進化の過程でヒトを含む霊長類とモルモット、それにコウモリはビタミンCを自分の体の中で生合成する能力を失ってしまった。

そのままでは抗酸化能力が低下するのだが、尿酸にも強力な抗酸化作用があるので、尿酸を分解しないように進化して、抗酸化作用を補うようにした。

もともとあった分解能力をなくすのだから、退化というべきなのかもしれないし、その結果として高タンパク質を摂る人は痛風発作に悩むことになった。尿酸は痛風の原因物質であり、肉や卵などに含まれているDNAが分解された時にできるのだ。

しかし、ライオンやオオカミは肉ばかり食べていてもビタミンCを自分の体内で作っているし、尿酸は分解してしまうので、壊血病にも痛風にもならないのだ。

また、ウシやシカなどの草食動物でもビタミンCが体内で作られ、肉にも含まれている。だから、北極圏のイヌイット（エスキモー）は果物や野菜が乏しくてもトナカイの生肉を食べるので壊血病にはならない。

キャプテン・クックは3回目の航海で、アラスカ沖でしとめたセイウチを乗組員に、「残り少ない塩漬けの肉よりずっと良い」と食べるように強要し、反発した水兵の反乱が起きかけたことがあったという。新鮮な生の肉を食べろという命令だったとしたら、それなりの合理性はあったのだが……。

船乗りにとって残念なことに、魚はビタミンCを体内で作ることができない。だから、釣った魚をカルパッチョや刺身にして食べても壊血病予防にはならない。こうして、バスコ・ダ・ガマやマゼランの船隊も、リーフデ号も、多くの船員を壊血病で失ったのだ。

レモン果汁がイギリス艦隊を強くした

リンドやクックの壊血病への予防策は、すぐにそのままイギリス海軍に普及したわけではない。単に彼らの運がよかっただけだとも思われたようだし、今日のように学会や論文などのきちんとした発表の機会もなかった。なによりも、その再現実験は手間ひまどころか人命に関わる。

それに、当時のイギリスでは生のオレンジやレモンは高価で、日持ちが悪い。濃縮オレンジ果汁や麦芽汁などを海軍当局は推奨したようだが、効果は乏しかった。一方で、生の柑橘類の有効性は徐々に現場の艦長たちに知れ渡っていった。

そして１７９５年、海軍病院の院長を務めたリンドが逝った翌年に、イギリス海軍は、航海に出て２週間を過ぎた乗組員に毎日レモン果汁３オンス（約85ml）を支給するように定めた。もちろん、効果はあった。そして、歴史の流れを変えた。

１７８９年のフランス革命後、93年には国王ルイ16世が処刑され、諸外国との戦争となった。さらにナポレオンはヨーロッパ制覇を目指し、大戦争へと発展していった。

イギリス艦隊は長期間に亘って洋上を遊弋《ゆうよく》して、大陸封鎖を続けて闘い抜いた。

提督たちは壊血病対策の必要性が身に染みており、なかでもホレーショ・ネルソンは若き艦長としてアメリカ独立戦争に従軍中、壊血病で死にかけたこともあった。

彼は、１７９８年のナイルの戦いでフランス艦隊に大打撃を与え、ナポレオンをエジプトからの撤退に至らしめ、片目片手を失うなど文字通り満身創痍の身になりながら地中海方面で活躍した。そして、レモンの産地であるシチリア島を守り抜いた。

ネルソンはイギリスの地中海艦隊司令長官として１８０５年10月21日に、ジブラルタル海峡西北のトラファルガー沖で、フランスとスペインの連合艦隊に決戦を挑み、自らは戦死したのだが、海戦はほぼパーフェクト・ゲームで勝利を収めた。

その後も壊血病を克服したイギリスの軍艦は、フランスなどヨーロッパ大陸の港の沖合を休むことなく長期間に亘って遊弋して、海外植民地との連絡を遮断してしまった。

この間、フランス海軍は相変わらず出航してはすぐに蔓延する壊血病に悩まされ続けており、長期航海ができず、イギリスによる海上封鎖を打ち破れなかった。イギリス侵攻の準備をしていたナポレオン軍の意図を完全に砕いたことで、歴史の流れの潮目が変わり、徐々にナポレオンの凋落《ちょうらく》へと向かっていった。

リンドらによるイギリス海軍の壊血病克服の努力と、感染症防疫体制とが相まって実った結果である。

フランスでは長年感染症とされてきた

しかし、イギリス海軍の壊血病克服の成果は、そのまますんなりとほかの国に取り入れられたわけではない。フランスは大陸国家であり、多くの医者は海の現場を知らず、自分たちの頭の中で造った理論で壊血病に向かおうとしていた。

１８７１年に、パリ・コミューンという革命騒ぎがあり、パリは軍事的に包囲され、食糧不足に陥った時に市内で壊血病が発生した。この頃は、医学の世界では細菌などの微生物の存在が注目されはじめた時期であり、フランスの医学アカデミーは壊血病も感染性の微生物によるものだとし、長らくその説を曲げなかった。

１９２０年になってオレンジ果汁から壊血病に有効な成分が抽出されてビタミンＣと名付けられ、ハンガリーのアルベルト・セント＝ジョルジらによってアスコルビン酸、つまりビタミンＣの化学的な性質が明らかにされたことで、ついに壊血病は征服されていった。

・森良和著『リーフデ号の人びと』学文社、２０１４年
・Tilghman RC: President's address. Captain James Cook (1728--1779). Explorations and the conquest of scurvy. Trans Am Clin Climatol Assoc. 92: 1-15, 1981
・スティーブン・Ｒ・バウン著、中村哲也監修、小林政子訳『壊血病—医学の謎に挑んだ男たち』国書刊行会、２０１４年

日清日露戦争の脚気惨害

「病者多し航海できぬ金送れ」

明治10（１８７７）年の鹿児島での西南戦争が終わり、日本では明治維新後の混乱がやっと落ちついてきた頃の１８８２年7月、李氏朝鮮王国の首都漢城（現ソウル）では壬午《じんご》の軍乱と呼ばれるクーデターが起こった。

明治維新後の日本の文明開化政策に倣《なら》って、皇后である閔妃《ミンピ》が軍や内政を変革しようとしていたが、これに反発する国王の父の大院君《だいいんくん》や、改革から疎外されていた旧体制の軍兵が反乱を起こした。

閔妃はかろうじて王宮から逃れたが、反乱軍は官庁や日本公使館を襲い、何人かの日本人外交官と警備の警察官が殺害された。日本政府は直ちに4隻の軍艦からなる艦隊を派遣し、クーデターの後ろ盾の清国海軍と一触即発の状態でにらみ合いとなった。

ところが、艦内では病気が流行って水兵が次々と倒れ、患者は3分の1以上に及んで、戦闘能力を失った艦も出てきた。国内で待機していた軍艦でも同じような有様である。幸い、両国の艦隊は40日間ほどにらみ合っただけで戦闘には至らず、外交交渉でけりがついた。しかし、日本海軍首脳には深刻な衝撃を与えた。脚気である。

同じ年の12月、練習艦龍驤《りゅうじょう》はニュージーランド、南アメリカ、ハワイ方面へ航海に出た。ところが、ペルーからハワイへの航海の途中に脚気患者が多数出て、ボイラーを焚く水兵がいなくなり、艦長をはじめとする士官が石炭をくべるような状態に陥った。「病者多し航海できぬ金送れ」と海軍省に電報し、なんとかたどり着いたホノルルで１ヶ月休養しているうちに患者は回復した。

が、日本への航海中に再び患者が出現した。翌年の9月に２７１日間の遠洋航海を終えて品川沖に帰着したが、３７６人の乗員中１６９人が脚気で倒れ、25人が死亡するという惨憺たる有様であった。龍驤という艦名は、龍のように天に向かって勢いよく向かっていくという意味だが、正反対の情けない結果で記憶されることになった。

脚気とは文字通り脚の病気の意味であり、中国では3、4世紀の晋の時代に、すでにこの言葉があり、それに1000年も先立つ周時代にも、脚気の症状が記載されているという。

日本では平安時代の『枕草子』や『源氏物語』などに「アシノケ」という病名が出ている。

時は下って、17世紀末から18世紀初頭、江戸時代の元禄から享保の頃にかけて、江戸や上方で脚気が流行っていた。だるくて疲れやすくなり、足がマヒし、感覚が鈍くなり、びりびりと神経痛が走り、さらにはむくみ（浮腫）が出てくる。酷くなると、脚気衝心《しょうしん》といって、急に脈が速くなって心不全で死亡する。

〝江戸煩《わずら》い〟とも呼ばれ、参勤交代の殿様に付いてきた侍が、江戸に滞在しているうちに脚気になっていく。文化2（1805）年の江戸日本橋のにぎわいを描いた絵巻《熈《き》代勝覧《だいしょうらん》》には、箱車に座って棒で漕いでいる侍の姿が描かれている。〝江戸煩い〟の武士だろうか。

徳川将軍家にも脚気は及び、13代将軍の家定と14代の家茂は脚気衝心で薨去している。

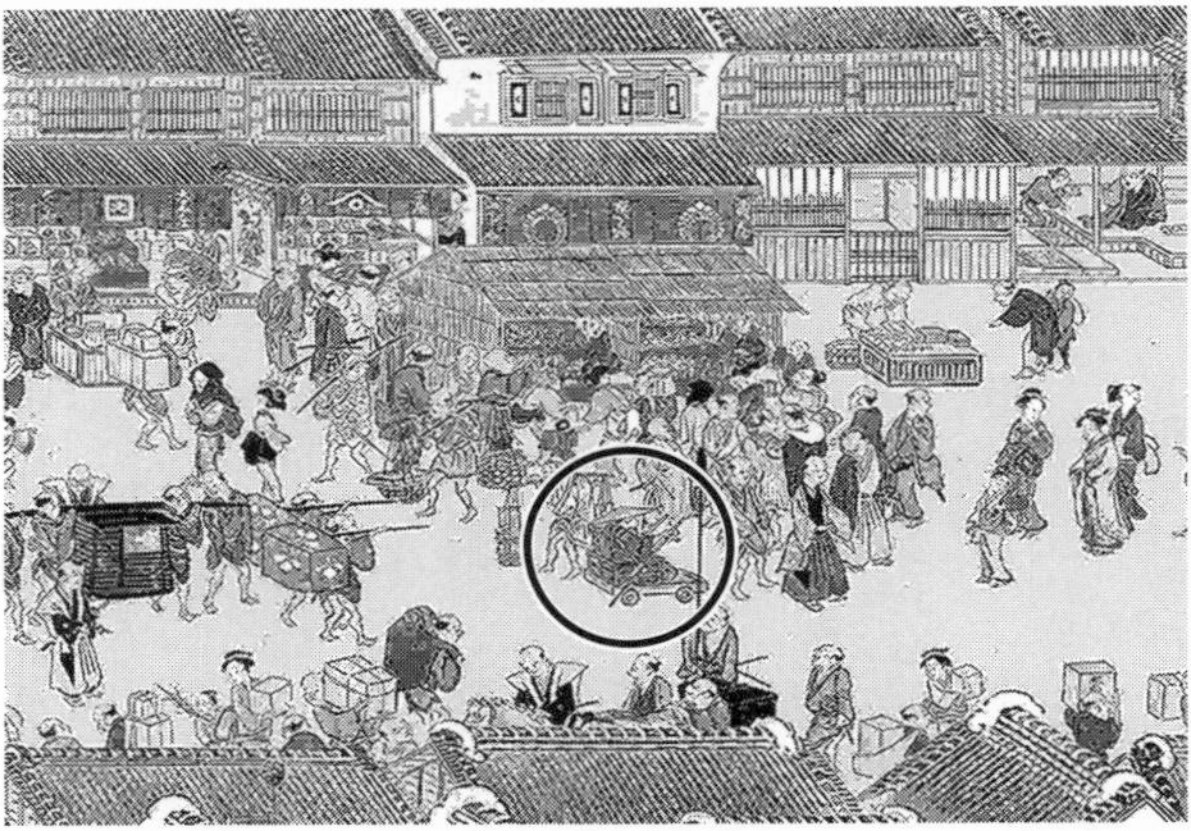

箱車に座る侍。《熈代勝覧》（部分）1805年頃／ベルリン国立アジア美術館蔵

家茂の死は幕末の第二次長州征伐の最中であり、時代の流れが大きく変わっていくことになった。さらに、家茂の御台所、静寛院宮《せいかんいんのみや》（和宮）も維新後の明治10（１８７７）年に脚気で薨去した。同じ頃、まだ青年だった明治天皇も罹っているが、やがて治っていった。

　脚気は、明治時代になってから患者数が増え、毎年１万人前後がこの病気で亡くなっており、結核とともに国民病として怖れられていた。明治10年代（１８７０年代後半）の海軍では、毎年、将兵の約30％が脚気になり、30〜50人が亡くなり、死亡率は２〜４％であった。

　夏に流行することが多いが、他の流行病と

ちがって子どもや老人よりは、働き盛りの青壮年の男子に発症する傾向があり、富国強兵政策を邁進する明治国家にとって一大事であった。季節性や集団発生が見られることから、中毒説や栄養障害説などとともに、後述のようにお雇い外国人医師からは伝染病説も言われていた。

水兵への西洋食支給を天皇に直訴した軍医

海軍では、ロンドンのセント・トーマス病院医学校で学んだ高木兼寛《かねひろ》（後に東京慈恵会医科大学創設）を東京海軍病院長と海軍省医務局長に任命し、脚気対策に当たらせた。彼はイギリス海軍の水兵には脚気が見られないことから、西洋風の食事にヒントがあると考えた。海軍病院に入院中の脚気患者10人を、食事内容で洋食と和食の2群に分けてみたところ、洋食グループはみるみる回復したのに対し、和食グループでは回復ははかばかしくなかった。デジャビュ（既視感）がある。１００年以上前にイギリス海軍のリンドが、壊血病に対してオレンジやレモンの効果を認めたのと同じようなことが脚気と西洋食で再現されたのだ。

高木は海軍当局へ水兵への西洋食支給を進言したが、食費がかさむとの理由で、賛同を得られなかった。それに、海軍にしろ、陸軍にしろ、兵隊になれば銀しゃり（白米）が腹一杯食べられるというのも、若者を兵役へ誘うキャッチフレーズだったのだ。

業を煮やした高木は、旧知の伊藤博文を介して、明治天皇に脚気病の原因と予防法について直訴した。ご自身も西南戦争の最中に京都で脚気に罹り、その後も夏になると再発していた明治天皇は、高木の考えに頷き、海軍を動かした。また、自らの食生活も変えられ、以降、明治天皇の脚気再発はなくなり、華族の中にはこれに倣う者も出てきた。

明治17（１８８４）年2月、練習艦筑波が、約1年前の龍驤と同じコースで遠洋航海に出た。今度はパン・肉食・野菜食の西洋風メニューのみである。そして、航海の最後に寄港したホノルルから、艦長が横須賀海軍鎮守府に「病者ひとりもなし」と電報を打った。２８７日の航海中、３３３人の乗組員で脚気発症者はわずかに16人に過ぎなかった。

この結果を受けて海軍は兵食を西洋式に変えた。ところが、パンが水兵たちの口に合わない。食べ残しのパンくず目当てに、カモメの大群が軍艦の後を付いて回るようになった。まさにカモメの水兵さんである。そこで、明治18（１８８５）年にパンの原料である麦を加えた麦飯に変えたところ、脚気は出ないままに水兵たちの食欲も進んだ。それ以降、海軍での脚気の年間の発症者はゼロか数人で、死亡者はほぼ皆無となった。

ともあれ、こうして、国民病である脚気は解決するかに見えた。ところが、すんなりとはいかなかった。陸軍軍医上層部と、東京大学を中心とする医学界が立ちはだかった。

陸軍は頑なに感染症説を支持

陸軍の兵士にも同様に脚気が多発していたが、独自に打開策を考えた部隊があった。麦飯を食べさせる刑務所の囚人に脚気がないことから、大阪鎮台（後の第四師団）は明治14（１８８１）年に兵士に麦飯を出しはじめ、脚気を激減させた。そして、多くの部隊も麦飯に切りかえていき、ほぼ消滅した。

ところが、大阪鎮台の軍医長は、陸軍軍医総監から「軽挙妄動を慎め」と叱責を受けた。「麦飯が脚気に効くという学理はない」という東京大学教授までいた。大阪鎮台の軍医長は次のような手記を残している。[*1]

実験がはっきり成功しているのに、その学理がはっきりしないからといって実行しないのは、水がなぜ火を消すのかわからないからといって火事に水を使わないようなものではないか。

エルヴィン・フォン・ベルツはドイツからのお雇い外国人で、明治期の日本の医学に大きな影響を与えた医師である。西欧では見られず、日本で流行していた脚気については、特殊な菌による感染症という見解を持っていた。その時代は病原菌の発見が相次いでおり、集団発生する病気をそう考えるのは、トレンドに沿ってはいた。

明治17（１８８４）年5月、陸海軍軍医トップの協議会が開かれ、脚気問題が討議された。海軍の高木の栄養障害説に対し、陸軍医務局の石黒忠悳《ただのり》は、原因は菌による空気感染だと主張し、議論がかみ合わなかった。石黒は、ベルツの教えも受けた人物である。また脚気の名医と言われていた漢方医が麦食を勧めていたのも、近代的な西洋医学の教え子を自負する彼には気に食わなかった。

そして明治18（１８８５）年４月、東京大学衛生学教室の緒方正規教授は、脚気病菌を発見したと官報に発表し、文部省、内務省、陸軍省医務局、東京大学の面々は興奮して脚気菌一色となり、高木の声はかき消された。

脚気論争の構図は、原因を追究して学理を重んじるドイツ医学の流れを汲む陸軍と東大による感染説と、予防と治療を実証していくイギリス医学の海軍による栄養障害説との対立であった。

明治24（１８９１）年に、兵食改善の功により、高木兼寛は勲二等瑞宝章を賜ったが、東京大学医学部（当時は帝国大学医科大学）医学部の教授会は、「叙勲の価値なし」と決議して反対したという。

頑迷な上層部が生んだ日清日露戦争の悲劇

実証よりも学理優先の陸軍医務局の頑迷固《こ》陋《ろう》さは、従軍兵士に悲劇をもたらした。外地では国内からの補給のみで、白米ばかりが兵士に与えられ続けた。

その結果、明治27～28（１８９４～95）年の日清戦争時では、戦地での脚気患者は３万人を超え、１８６０人が亡くなったのに対し、戦死者は９７７人、戦傷者３６９９人（内死亡２９３人）であり、脚気は戦闘そのものよりも大きい人的被害を出していた。

また、明治37～38（１９０４～05）年の日露戦争でも、脚気患者は約25万人に達し、死者は約２万７０００人という計算もある。一方、戦死者は約４万６０００人であった。

「日本の兵隊は酒に酔って戦争をしている」と外国の特派員に評されていたが、兵士は脚気の神経症状で足がふらつきながら戦場に出ていたのだ。敏捷さを失って、まともに戦える状態ではなかった兵士も少なくなかった。

偉いお医者さんの思い込みと意固地さにより、戦地で脚気に倒れて、赤い夕陽の満州から帰らぬ人となった兵士が多数いたことは、哀れとしか言いようがない。その悲惨さは田山花袋の小説『一兵卒』に描出されている。

日露戦争後、陸軍医務局長森林太郎（鷗外）が組織した「臨時脚気調査会」で、陸軍大臣の寺内正毅（後の総理大臣）は、このような状況を脚気惨害と表現している。

麦飯で治るとはどうしても認めない森林太郎

日露戦争の終盤になって、前線を視察したある海軍軍医が、陸軍兵士のほとんどが脚気に罹っており、雨ざらしで濡れて発酵した米を炊いて、ろくな副食物なしで食べていると、陸軍トップの山縣有朋《やまがたありとも》参謀総長に忌憚《きたん》なく報告した。直ちに明治38（1905）年3月、陸軍軍医上層部の意見を無視して〝麦飯喫食〟の訓令が出され、前線に麦の輸送を開始した。

一方、海軍は脚気に煩わされることなく、二つの戦争の海戦で勝利を収め続けた。後に、海軍の軍医は陸軍軍医上層部を「日露戦争では、脚気患者を大量に製造した」と非難している。

戦後の「臨時脚気調査会」では、森ら陸軍軍医側は、麦飯の脚気効果は学理がない、あれは脚気菌による戦地脚気だと従来の説を曲げなかった。この脚気菌説と白米食固執には、森林太郎の関与と責任を問う議論があるが、ここでは深く触れない。文豪、必ずしも優れた軍事医療行政官ではなかった。

意見を求められた細菌学者のロベルト・コッホは、脚気菌説を支持しながらも、脚気流行地のインドネシア・ジャカルタでの現地調査を示唆し、陸軍軍医が派遣された。

すると、現地の病院には脚気患者はいなかった。病院の白米の残飯ばかりを食べていたニワトリが脚気のようにふらつくので、エイクマン医師が検討した結果、脚気患者の食事を玄米食にしたら、患者は治ってしまったという。帰国後、派遣された軍医は脚気菌説から栄養障害説に変わってしまい、調査会のメンバーから外された。

同じ頃、日本では東京帝国大学農科大学（現・東京大学農学部）教授の鈴木梅太郎らが、白米食のハトに白米食ニワトリと同じ症状を認め、さらに米糠の抗脚気作用の物質を見つけオリザニンと名付けた。しかし、ベルツの教え子たちが幅をきかす医学界では相変わらず反発が強く、「トリとヒトとはちがう」「糠で治るなら、小便でも効くだろう」といって嘲ったという。

しかし、やがて京都帝国大学や慶應義塾大学などの臨床研究で、オリザニンで脚気患者が治ることが明らかになった。現在はビタミンB_1、あるいはチアミンと言われている。

ビタミンB_1は米糠や豚肉、大豆などに多く含まれているが、かつての日本やイスラム教国のインドネシアでは豚肉を食べないので、精米された白米だけでは不足して、脚気が多発した。

江戸時代は、白米は贅沢品で、江戸や上方の豊かな人しか常食できなかったので、将軍や武士が罹り、〝江戸煩い〟と呼ばれたのだ。明治維新後は、技術革新もあって精米が効率的になり、庶民に白米が普及し、結果的に国民病になってしまった。

ビタミンB_1は、細胞のエネルギー産生にかかわっている。青壮年期の男性は女性に比べてエネルギー産生量が多く、また、夏は細胞の代謝も上がるので、ビタミンB_1の必要量が多い。だから、兵士など活動的な男性が夏に脚気を起こすことが多かった。明治天皇も、馬術に励んでいる夏の時期に脚気になっているし、夏でなくても活発に動かなければならない水兵や兵士に多発したのもうなずける。

こうして、脚気は激減して国民病ではなくなり、今ではごくごく稀に栄養障害や極端な偏食者に見られるのみである。また、市販の白米にもビタミンB_1が添加されているものがある。

南極半島には、ビタミン研究に貢献したエイクマンらの学者にちなんだ地名がつけられていて、その中にはTakaki Promontory（高木岬）もある。

＊1―松田誠著『高木兼寛伝―脚気をなくした男』講談社、1990年
・山下政三著『鷗外―森林太郎と脚気紛争』日本評論社、2008年
・板倉聖宣著『脚気の歴史―日本人の創造性をめぐる闘い』仮説社、2013年

ペスト制圧と香港の「青山公路」

2020年、世界はカミュ『ペスト』さながらの事態に

筆者が若い頃は、実存主義文学が進歩的な若者にトレンドであったが、難解であり、何度も読み戻して理解しようとするのは、まさにシジフォスの難行であった。

その中にあって、アルベール・カミュの『ペスト』だけは最後まで読み通すことができた。

１９４０年代アルジェリアの港町オラン。まずはネズミが次々と死にはじめ、それが済んだらヒトが高熱で発症し、脇の下や股の付け根のリンパ節が硬く大きく腫れて、皮膚に斑点ができて、たちまち亡くなってしまう病気が襲ってきた。

治療法がなくて致死率の高いペストである。オランは外部との往来が遮断され、閉鎖都市となってしまった。

ボッカッチョの『デカメロン』に描かれているフィレンツェの様子そのものに、圧倒

的で凶暴な病気が支配する町が再現された。医師や小官吏、ジャーナリスト、犯罪者、聖職者、法律家といった人々が不条理な事態にどう向き合い、何を考えたのかが、小説では語られている。

絶望する人、町から逃亡した人、密輸に励む人、デカダンスに陥る人、信仰にすがる人、人々の救済に走る人、淡々と職務にいそしむ人。ある者は倒れ、ある者は生き延びた。医学生だった筆者は、そのような状況下に自分が置かれた時、どうするのだろうかと自問しながら読んだ記憶がある。

２０１９年暮れに突然、中国湖北省武漢市に出現した新型コロナウィルス（COVID-19）による感染症の流行で、翌２０２０年1月には中国政府によって武漢市は都市封鎖を宣言され、周囲と隔絶されてしまった。

荒涼としている市内の映像や、困窮を訴える市民の声が報道されていたが、21世紀の今日に、戦争でもないのに都市封鎖などという事態が起こるとは、それまで思われなかった。

３月には、ミラノなどイタリアの都市も封鎖されはじめ、そして世界中の都市で封鎖が相次いだ。それらの街の中でも、カミュの小説のような人間模様が起こっているのだろうか？　日本でも首都東京の都市封鎖《ロックダウン》の可能性が取り沙汰された。

ペスト制圧の立役者となった日本人

14世紀にローマ教皇に仕えた詩人で、恋人ラウラを黒死病で奪われたペトラルカは、次のような辛らつな言葉を、医師や医学に対して残しているが、その状況は長らく変わらなかった[*1]。

（男が少なくとも勇敢に死ねる戦争とは異なり、ペストにおいては）薬も慰めもないのだ。あらゆる不幸の上に、病の根拠、原因を知らずという事実が加わる。けれどもこの無知も病自体も医者たちの言い逃れやでたらめほどに憎むべきではない。医者たちはなんでも主張するけれどなにも知らず（中略）しまいには黙り込む。

しかし、19世紀末にこの病気の本体が分かり、病気蔓延のメカニズムも明らかにされ、やっと、制圧できるようになった。

その陰には、日清戦争直前の時期に、香港に流行したペストと闘い、その病気に感染して死線を彷徨《さまよ》った日本人医師がいた。彼へのメモリアルとして、香港の九龍半島海岸沿いの幹線道路に、青山公路という名称が付けられている。

明治日本へのペスト襲来を阻止せよ

明治27（1894）年5月12日、イギリス統治下の香港の日本領事は睦奥宗光外務大臣宛に、状況報告と意見具申《ぐしん》を打電した。

「当地支那（ママ：中国）人労働者中に流行の伝染病はあまり猛烈なると思はれず、さりながら、もし貴大臣において香港より支那労働者を搭載して本邦海口に来る船舶を検査することを適当なりと思せられ候ば、その上陸を禁ずるにしからず」

これが第一報であり、香港からの船に対する検疫を具申している。翌日にはその伝染病が黒死病と判明し、22日には「高い死亡率」であると打電された。

その時期、日本と清国の間は一触即発の強い緊張状態にあり、それに加えてペスト上

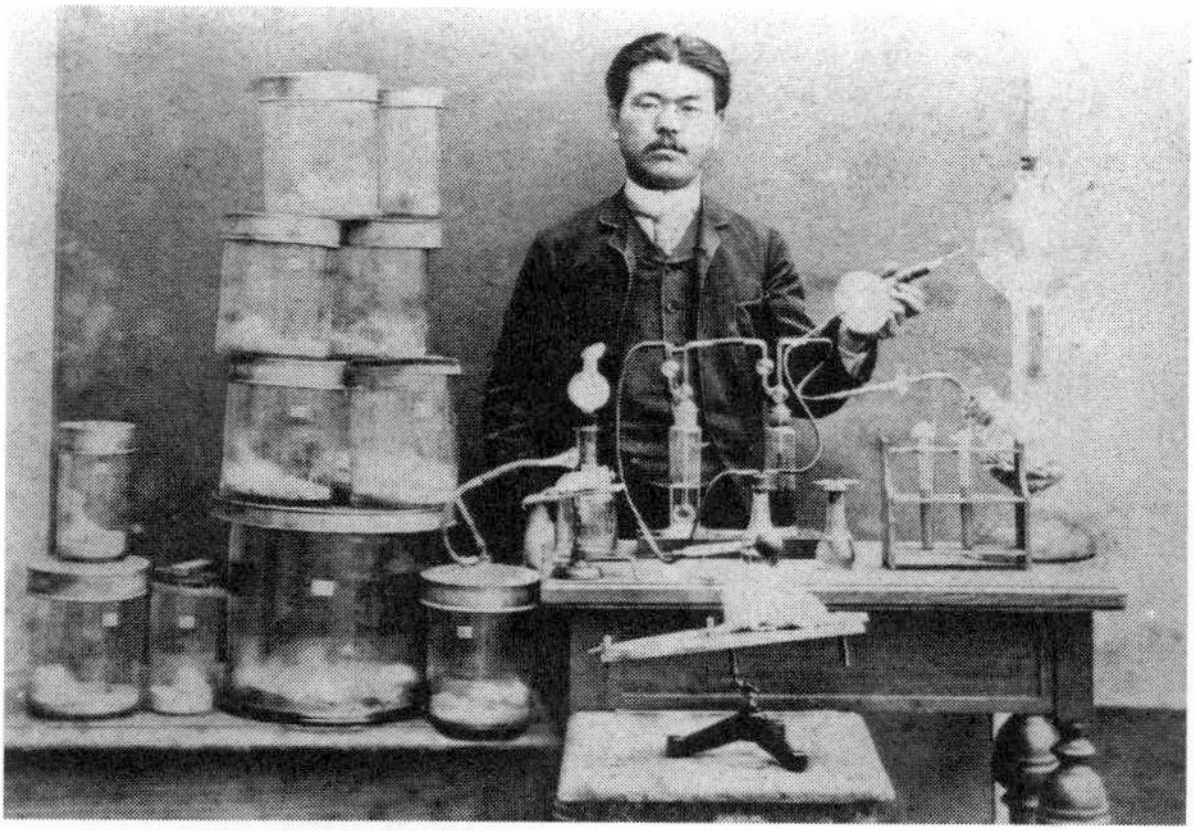

北里柴三郎。写真：近現代PL／アフロ

陸の怖れに、日本国政府は俄然緊張感を高めた。５月28日には、内務大臣が伊藤博文総理大臣に「黒死病調査として中央衛生会委員派遣の件」を具申した。

伝染病研究所所長北里柴三郎と帝国大学医科大学内科学教授の青山胤通《たねみち》を責任者とし、６人からなる調査団を、２６１７円の予算で１ヶ月の調査期間で派遣することになった。令和２年においては７０００万円くらいの予算だろうか。

北里は熊本出身で年齢は41歳。東京医学校（現東京大学医学部）卒業後、ドイツのベルリン大学に留学し、ロベルト・コッホに師事して破傷風などの細菌学や感染症治療の研究

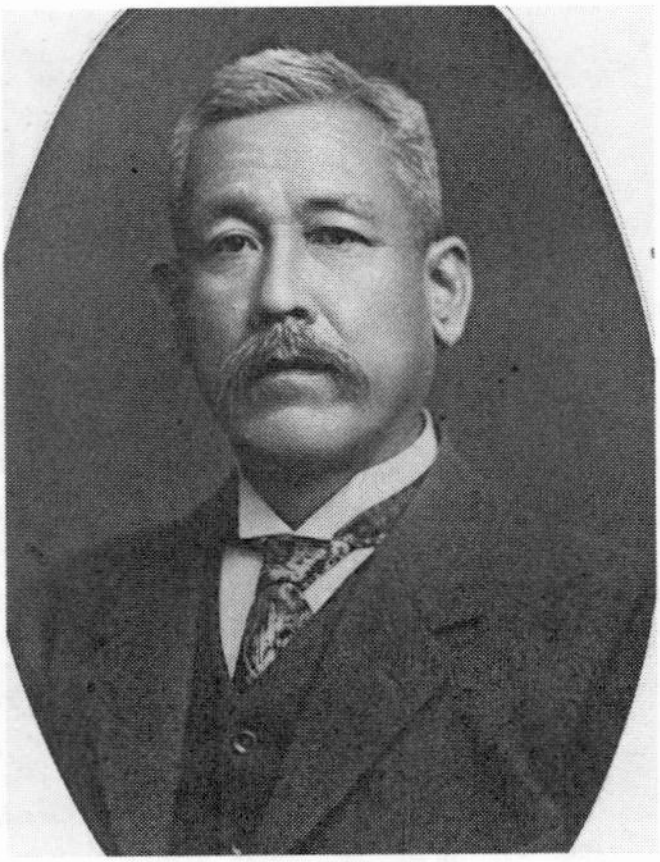

青山胤通。写真：毎日新聞社／アフロ

を行ない、2年前に帰国したばかりである。

青山は岐阜の苗木（現中津川市）出身で35歳。東京大学医学部卒業後、ベルリン大学で病理学の大家ルドルフ・ウィルヒョウの下で学んでから帰国し、弱冠29歳で教授となった。2人とも文明開化後の明治日本医学界のエースである。

6月5日、一行は横浜から出航した。6月7日には、香港から長崎に向かうアメリカ船ペリュー号の水夫が黒死病で死亡し、水葬されている。おそらく一行の船とは東シナ海洋上ですれ違ったはずだ。日本へのペスト襲来は現実のものとなりつつあった。6月12日、調査団は香港に到着した。

一行が香港で目撃した惨状

19世紀半ば頃より、ビルマとの境に近い中国南部の雲南省で数年おきにペストが発生するようになった。カミュの小説のように、先にネズミが倒れ、その後で人が倒れるようになるので、中国では〝鼠疫〟と呼ばれ、風土病化しつつあった。

しかし、満州人が支配する清朝政府は、民衆の衛生行政に携わることなく、民間の慈善団体に防疫や医療をまかせるだけであり、無策の中で流行のたびに多くの犠牲者を出していた。この年も雲南から発した流行が広東省にも及び、10万人単位の人が亡くなっていた。

香港では4月下旬にペストが発生したと思われ、香港島の九龍半島に面した太平山地区の貧民街で患者が続出していた。

ここでは衛生状態が悪く、ほとんどの人が入浴せずに着のみ着のままであり、狭い家屋にたくさんの人が雑居している。家屋の壁は剝がれたままで、床には長年の塵芥《じんかい》が掃除されることなく皮のようにこびりついていたと、後に青山は報告している。そして、戸外の道端にはおびただしい数のネズミの屍骸が転がっていた。

一行は、香港政庁の医官、イギリス人ローソンの案内で、まずは海上に浮かぶハイジャ号を訪れた。病院機能を備えた船で、そこには中国人の患者の家屋を清掃した後に発症したイギリス人兵士10人が入院していた。

次に、中国人が収容されている、陸上の元ガラス工場の仮設病院を視察したが、病室にはベッドどころか布団もなく、ムシロの上に患者が放置されている状況であった。多くの看護人も見習い医師も逃げ出してしまっていた。

結局、警察署を改造したケネディタウン・ホスピタルで、青山らは医療活動をしはじめたが、患者との間で言葉が通じない。通訳も逃げ失せていたのだ。

やっと、中国語と英語を話せるインド人を見つけてきて、その英語を調査団に加わっていた医学生が日本語に訳し、それを青山がドイツ語でカルテに記載した。後に提出された報告書には、そうして書かれた何人もの臨床記録が添付されている。

北里とエルサン、ペスト菌発見者はどちら?

次は病気の状態と原因の追究である。検査の手段も画像診断法もないその頃、解剖して体の中の変化を調べたり、組織の細菌検査をしたりしなければ病気のことは分からない。

だが、世界中のほとんどの民族がそうであるように、中国人も亡くなった人の体が傷つけられることには抵抗感が強い。それに日清戦争直前の微妙な時期だ、日本人医師団による解剖は、一歩誤れば不測の事態を起こしかねない。

そこで、目立たぬように病院脇の狭い小屋を解剖室とし、粗末なテーブルと板の上で、運び入れた遺体を青山が執刀した。取り出したリンパ節や脾臓などから北里が顕微鏡で細菌を探し、培養していった。

最初の検体からは、細い棒状の細菌、桿菌《かんきん》と、もう一種類の細菌が認められた。次の新しい検体からは、どの組織や血液からもその桿菌が多数検出され、それを培養した。実験動物にナンキンネズミ（マウス）を選び、細菌や臓器の抽出液を接種すると、マウスが発症して死んだ。そのネズミの病理所見は人のペスト患者と同じである。

6月19日、北里は日本国内務省に、「今回黒死病の病原を発見せり」と電報を打った。これは直ちに宮内省にも伝えられ、明治天皇に報告された。

報道されると、「百発百死の流行病を危うしとせざるは医師の鑑なり」と2人の、とりわけ北里の功績が称えられ、朝野に賞賛の言葉が溢れた。

7月7日、北里は研究結果をまとめたドイツ語の論文を書き、古巣であるベルリンのコッホ研究所に送り、イギリスの医学雑誌「ランセット」8月25日号に掲載された。

一方、日本の調査団とは別に、フランスのパスツール研究所の研究員が、同じ香港で病原菌追究に当たっていた。ジフテリア毒素の研究で成果を上げていたスイス人のアレクサンドル・エルサンである。

彼は、ベトナムのサイゴン（現ホー・チ・ミン）に滞在中で、パスツール研究所は電報で、近くにいる彼に香港での調査研究を依頼したのだ。

6月中旬に香港に到着し、町外れに竹で編んだ小屋を造ると、イタリア人神父の手引きでケネディタウン・ホスピタルのイギリス兵を買収して、ペスト患者の遺体を横流しさせた。それを研究材料にして、6月20日頃にペスト菌を発見し、すぐに論文をパリに送り、パスツール研究所紀要9月号に掲載された。

北里とエルサンはほぼ同時期に別々にペスト菌を突き止めたことになるのだが、北里の方が発見も論文も若干早かった。

が、現在、ペスト菌の学名は Yersinia pestis となっており、北里ではなくエルサンの名前がついている。

白人至上主義の匂いが漂うが、北里は現地でのペスト菌の検査の時に、スタンダードな検査法であるグラム染色をせず、エルサンは行なっていた。細菌分類をする時の基本的な手技であり、北里は渡航時に染色液を携帯していなかったとも言われる。

細菌の培養温度にも差があり、低い温度で培養したエルサンの方が、ペスト菌検索には有利であった。現在では、ペスト菌は低い温度で繁殖する好冷菌とされている。

また、功を焦りすぎたのか、北里の説明には細菌の性質についてもあやふやな点があったともいう。

しかし、昭和51（１９７６）年になって、第三者であるアメリカの研究所が北里の研究成果を詳細に検討した結果、まちがいなくこの時点で彼がペスト菌を発見していたことが最終的に確認された。

帰国直前、青山が発病

6月26日、青山は２人の日本人医師を助手に解剖を行なったが、臓器の荒廃がひどかったという。現在のように医療用手袋などはなく、素手に消毒液をつけ、皮膚に皮膜を作るコロジオンのパウダーをまぶして解剖を行なっていた。

助手を務めて脾臓を扱った現地在住の医師が翌日にリンパ腺炎を起こして発症し、病院船ハイジャ号に入院したが、１週間後に絶命してしまった。

６月28日、調査団一行は香港での調査をほぼ終え、協力してくれたローソン医師をはじめとするイギリス側と日本側現地当局者を招いて慰労の宴を催した。

しかし、開宴前から青山は左の腋下の痛みと腫れに気づいていた。幸い、熱はなく、そのままパーティを開いた。彼は、はじめはやや顔色が悪かったものの、ドイツ語で感謝の演説をしたり、率先して君が代を歌ったりして、ご機嫌で午後11時にお開きになった。

が、深夜、40度の高熱が出た。さらにもう一人の助手を務めた医師も発症し、２人ともハイジャ号で手当を受けることになった。

記録では、青山の両手の指には、解剖の時にできたと思われる傷が２ヶ所あって、それが潰瘍となっており、ここからペスト菌が体内に侵入したと考えられる。腋下のリンパ腺は鶏卵大に腫れ上がって激痛をもたらし、切開して排膿している。体は著しく痩せて消耗し、高熱で意識状態も悪く、幻覚や妄想などの精神症状も出てきていた。

7月1日、青山たちが黒死病を発病し重態であることが日本に打電され、香港の陸上では立派な棺が、青山たちのために用意された。

7月3日、明治政府は勲四等旭日小綬章を青山に叙勲した。青山と親交の深かった森鷗外が青山夫人の元に駆けつけて病状を説明したところ、「主人は、生きて帰れないかもしれないが、伝染病の研究は立派に成しとげなければならないと、悲壮な覚悟で出発しました。香港でペスト感染したと聞き、もうなき命とあきらめています」と答えたという。

7月7日「青山、昨夜より心臓の動きはなはだ悪し」と香港よりの追加打電があり、いよいよ絶望視された。この頃、東京の新聞社の前には、本日の青山教授の脈幾つ、熱何度と速報が貼り出されていたという。

7月20日、北里柴三郎は、虫の息で病床に伏している青山たちを置いて日本に向かって香港を出港した。北里もペストで倒れることを怖れた福沢諭吉が政府に早期帰国を働きかけたという。

7月25日、日清戦争が勃発した。

香港からの感謝が込められた「青山公路」

この時の香港でのペスト禍では、罹患者数は2679人で、そのうち2552人が亡くなり、致死率は95%である。が、これは確認された数であり、実際の患者や死者はもっと多かった可能性がある。

幸い青山ら2人は5%の方に属し、発熱や精神症状がしばらく続いたが、ペストから生還した。

8月31日、やっと青山は東京に帰還した。日清戦争中でもあり、あたかも凱旋将軍を迎えるような歓迎ぶりであったという。

しかし、この後、共に香港でペストの研究をしたはずの北里と青山は対立しながら日本の医学会をリードしていくことになった。伏線には、北里が、ペストで死線を彷徨っている青山を香港に残して先に帰国し、ペスト菌発見の栄誉を独り占めにしたことがあったのかもしれない。

が、香港は青山の行ないを高く評価した。日本からやってきて黒死病防疫のために文字通り命をかけて奮闘したことへの感謝の気持ちを込めて、道路に青山公路と名付けた。

ノミによる媒介を解明したのも日本人

ペスト克服への日本人の貢献はなおも続いた。

日清戦争の結果、台湾が日本領になったが、終戦の翌年の明治29（１８９６）年に、その台湾でペストが発生した。今度は青山の同僚である帝国大学医科大学衛生学教授の緒方正規が現地調査に赴いた。

まず、ペストの病原菌について北里のあやふやな点を糾《ただ》した。顕微鏡での細菌検査は菌を染色して行なうのだが、この菌はグラム染色では染まらない、グラム陰性の桿菌であることを確認した。さらに、〝鼠疫〟と呼ばれるほどのネズミとの関連性に注目して、ネズミにつくノミがペスト菌を媒介することを明らかにした。この結果をドイツの学会

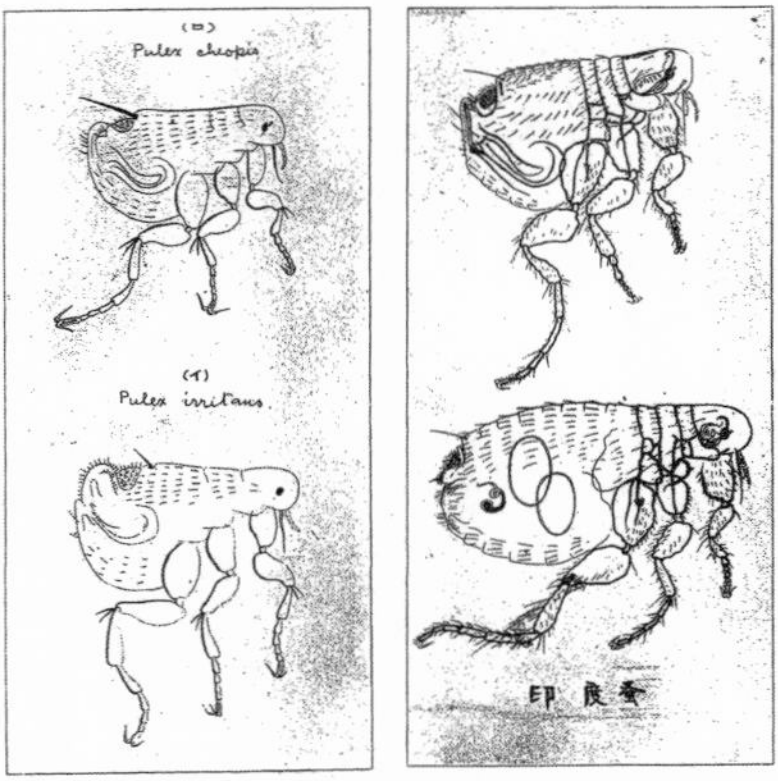

ノミの図。北里柴三郎述『「ペスト」ト蚤ノ関係ニ就テ―淡路島由良町ニ於ケル「ペスト」流行ノ研究』東京市役所、明治42（1909）年

誌に発表したが、ノミ媒介説はマユツバ扱いで冷笑されていたという。

明治29（1896）年には、日本に上陸した中国人が横浜の病院でペストにより死亡したが、流行には至らなかった。が、明治32（1899）年には台湾帰りの日本人を皮切りに、日本各地で45人が発症して40人が亡くなっている。そこで、青山や緒方らの経験をもとに予防策がとられた。

夏目漱石は『吾輩は猫である』の中で、主人公の友だちの黒に、次のように語らせている。

一てえ人間ほどふてえ奴は世の中にいねえぜ。人のとった鼠をみんな取り上げやがって交番へ持って行きゃあがる。交番じゃ誰が捕ったか分らねえからそのたんびに五銭ずつくれるじゃねえか。うちの亭主なんか己《おれ》の御蔭でもう壱円五十銭くらい儲けていやがる癖に、碌なものを食わせた事もありゃしねえ。おい人間てものあ体《てい》の善い泥棒だぜ。

ペスト防疫策として、ネズミ撲滅が熱心に推進され、東京市ではネズミの尻尾を1匹あたり5銭で買い上げたという。

黒ネコの話で、吾輩猫は決してネズミを捕るまいと決心してしまったが、防疫対策は効を奏したようだ。日本でのペストの発生は明治40（１９０７）年の６４６人がピークで、昭和元（１９２６）年が最後になっている。

19世紀末に香港などで鼠疫を引き起こしたペスト菌は、インドやアフリカなど世界各地にひろまった。苦力《クーリー》と呼ばれる労働者や移民とともに太平洋も渡って、カリフォルニアにも疫病をもたらした。

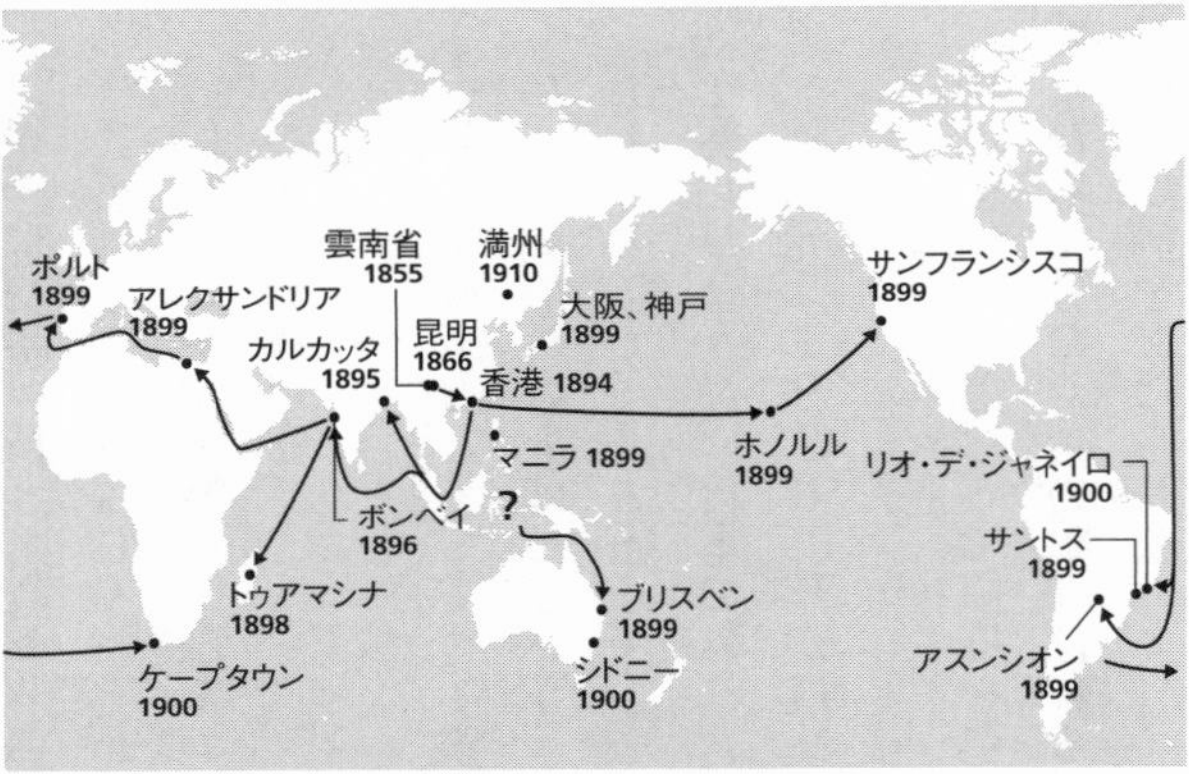

19世紀末におけるペスト世界的流行の広がり。Brossollet J, Mollaret H: Pourquoi la peste? Gallimard, 1994

幸い、人間社会では大流行には至らなかったが、今なお時折、アメリカ西部や中西部で散発的に発生している。野生のげっ歯類の間にペスト菌が蔓延し、保菌動物になっているという。

1980年代に、筆者が研究者としてアメリカに留学していた時、西部の国立公園で見かけたジリスに、幼かった娘が手を差し伸べようとしたら、すかさずテンガロンハットをかぶった女性レンジャーにdangerousと制止されたことがある。ペストを持っているからと。

＊1―クラウス・ベルクドルト著、宮原啓子ら訳『ヨーロッパの黒死病』国文社、1997年
・青山胤通著『香港に於ける「ペスト」調査の略報』明治講医会、1894年
・梅澤彦太郎著『近代名医一夕話』日本医事新報社、1937年

フェイクニュースが生んだ碧素《ペニシリン》

多くの感染症を制圧した、抗生物質

かつては、有効な治療法がない感染症の蔓延で人々の健康も生活も大きく損なわれ、時にはパンデミックとなり、文明の存続さえ危ぶまれるようなこともあった。しかし、19世紀になり細菌などの病原微生物が次々と発見され、20世紀になってからはそれらに対する薬も開発されてきた。

このうち、ペニシリンなどの抗生物質はペストやコレラ、結核、赤痢などの病原性細菌や、発疹チフスやツツガムシ病を引き起こすリケッツィア、梅毒の病原体トレポネーマなどの制圧に著しい効果を発揮し、かつての黒死病や虎狼痢のような、大量死は起こりにくくなっている。

ペニシリンは第二次世界大戦を控えて、米英の連合国が大々的に開発したものであったが、わが国も劣勢の大戦中、迫り来る敗北を前にしながら、独力で精製、製造し、臨床使用までに至った。

ヒトラー暗殺未遂「7月20日事件」

１９４４年7月20日午後0時42分、東プロイセンのラステンブルク（現ポーランド領ケントシン）の森の中にある、ヴォルフスシャンツェ（狼の砦）と呼ばれる総統司令部で突然爆音が響いた。

ドイツ国防軍内の抵抗グループがアドルフ・ヒトラー総統の暗殺を試みたのである。

ヒトラーの出席する作戦会議で、近くに座った国内予備軍参謀長のクラウス・フォン・シュタウフェンベルク大佐が会議机の下に時限爆弾を入れたカバンを置いて、密かに立ち去った直後である。

爆発は15・5センチ砲弾の直撃を食らったような凄まじさで、人間の体がいくつも窓から吹き飛ばされ、破片が空中に飛び散った。シュタウフェンベルク大佐は誰も生存者はいないだろうと思いながら、飛行機でベルリンに急いだ。

爆発のあった会議室にいたのは24人で、４人が死亡し、13人が負傷した。

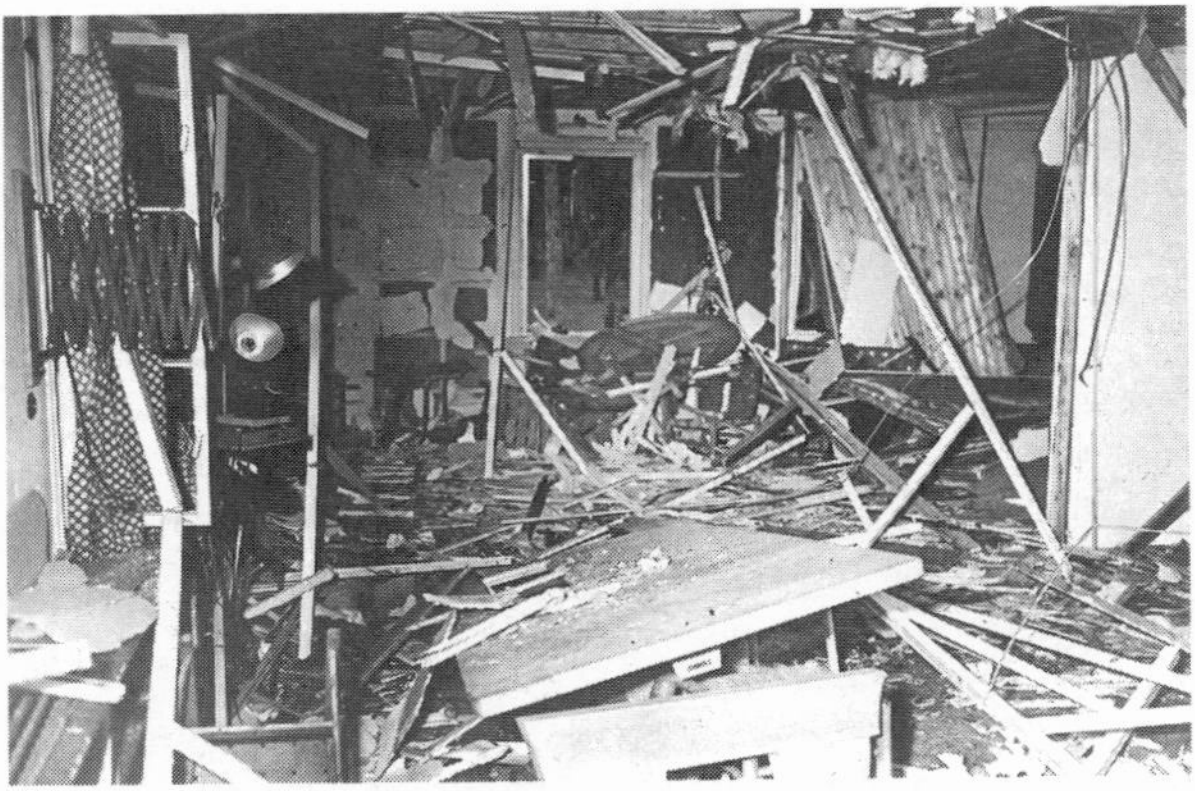

「7月20日事件」直後の総統司令部。1944年7月20日撮影、写真：akg-images／アフロ

歴史にとって残念なことに、ヒトラーは軽傷を負っただけだった。シュタウフェンベルク大佐が置いたカバンを、議論に夢中になった別の将校が足で遠のけたためだ。カバンとヒトラーの間を、会議机の頑丈な樫製の脚が遮り、爆風が直接総統を襲わなかったのだ。

現場から消えたシュタウフェンベルク大佐逮捕の指令がベルリンに出された。大佐は同志と合流し、クーデター計画であるワルキューレ作戦を発動したが、深夜に反クーデター派の将校と銃撃戦となり、逮捕されて即決裁判で銃殺された。クーデターは失敗したのだ。

爆発直後に焼け崩れた建物から助け出されたヒトラーの顔は真っ黒で、焼け焦げた髪の

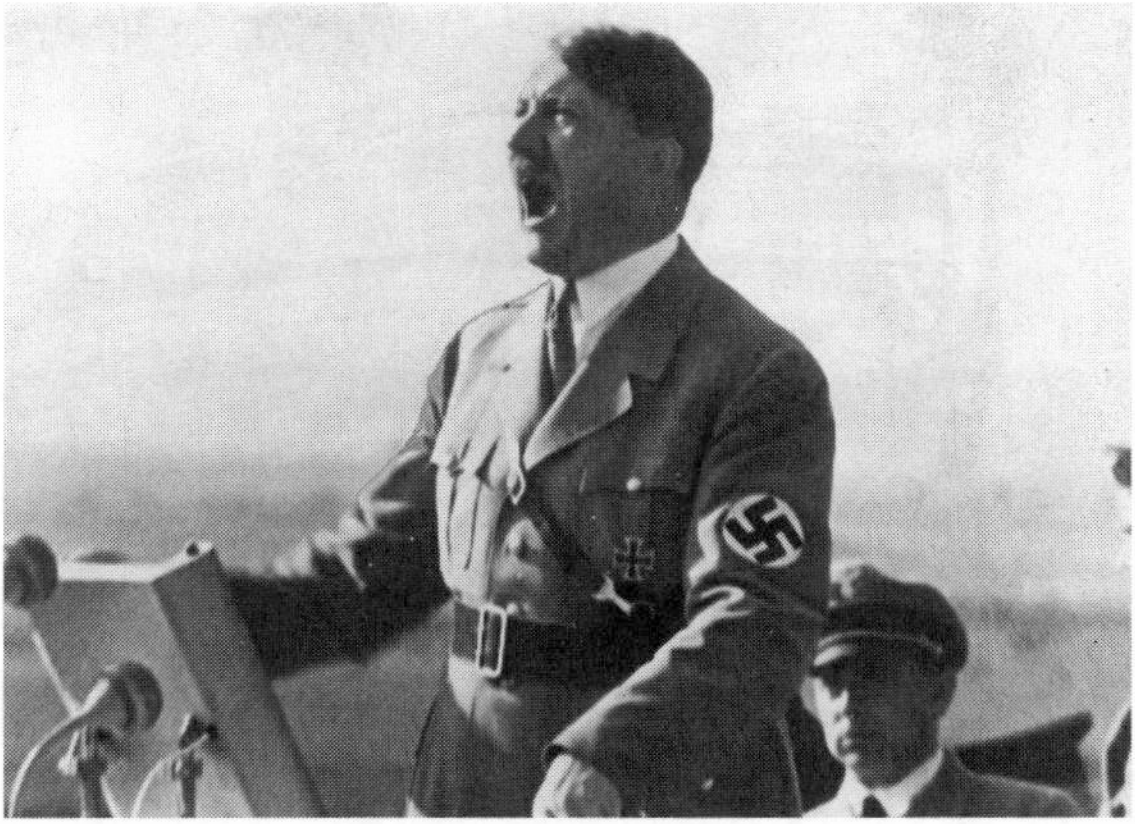

アドルフ・ヒトラー。1940年頃撮影、写真：GRANGER.COM／アフロ

毛から煙が立ち上り、ズボンはぼろぼろで、彼だとは分からないほどだったという。両脚に火傷《やけど》し、右腕の打撲と、落ちてきた梁《はり》で背中に裂傷を負っていた。爆風で飛び散った机の小さな木片が何百も右足に突き刺さっていたが、気が動転して痛みは感じていなかったという。

爆発による感染症はなぜ起こるか

事件直後、侍医のテオドール・モレルはただちに総統の治療にあたり、多数の木片を傷口から取り去って、抗菌剤を塗布した。モレルの日記によると、最初は化学的抗生殺菌剤のサルファ剤、そして夜の8時になって、より抗菌力が強いと思われるペニシリンの粉末を振りかけている。

爆発で飛び散った砂つぶや小石、家具の破片などが皮膚をつき破って体内に入り込み、そのままにしておくと、後で大変なことになりかねない。細菌などの病原体がついているからだ。

2年前の1942年5月に、秘密警察（ゲシュタポ）のナンバー2で、ナチスの秘密工作やホロコーストを主導したラインハルト・ハイドリヒのオープンカーが、チェコのプラハでイギリスの工作員による手榴弾の襲撃を受け、ハイドリヒが1週間後に死んだ事件があった。車の座席シートに使われていた馬の毛が、爆発によって粉末状になってハイドリヒの体内に入ってしまい、そこからの感染症が死因だという。

皮膚の表面の細菌はアルコールや水銀性殺菌剤の昇汞水《しょうこうすい》などで消毒できるが、体内に入り込んだ異物についている微生物はそうはいかない。酸素のない環境で増殖する嫌気性菌、すなわち破傷風菌やガス壊疽《えそ》菌、あるいは放線菌などは命取りになることが多い。

破傷風菌が作った毒素は、全身の筋肉を激しく痙攣させて呼吸ができなくする。ガス壊疽では、感染部位の筋肉や皮下組織が瞬く間に壊死を起こし、体内で発生したガスで気泡を作ることからこの名がついている。進行が早くて死亡率が高く、かつては傷ついた足などを切断するしかなかった。

ナポレオンのロシア戦役の時、ボロジノの戦いで軍医長ラレイとその部下は、負傷者に足と命のどちらが大切かと問い、一晩で２００人もの足を切断したという。

トルストイの小説『戦争と平和』でも、ナターシャを誘惑したクラーギン公爵が戦闘で傷つき、手術で足を切断されて病院に横たわっているシーンがある。まだ麻酔薬はなく、消毒法も確立していない時代であり、切断術を受けたからといって助かるものでもなかった。クラーギン公爵も助からなかった。

ともあれ、戦争では多数の負傷者が出るので、感染症に対する治療法が何としても必要だったのだ。ドイツでは、ゲルハルト・ドーマクが１９３５年にサルファ剤を開発していた。

全身に病原菌が回り、毒素でショックを起こす敗血症に罹った自分の娘に使って有効性を確かめ、１９３９年にはノーベル賞を受賞したが、ナチス政権により辞退させられ、第二次世界大戦後の１９４７年に改めて受賞した。にもかかわらず、ヒトラーにも、まずはサルファ剤が使われたのだ。

ペニシリン誕生物語

ペニシリンはまずイギリスで発見され、製剤化された。第一次世界大戦で兵士たちが傷つき、悲惨な状況に陥るのを目の当たりにしたアレキサンダー・フレミングは、細菌学を志し、皮膚の化膿などを起こすブドウ球菌の研究をしていた。

ある時、実験に使った培養皿を殺菌剤のクレゾール液の容器につけて、そのままにして休暇に出てしまった。数日して戻ってくると、クレゾールに浸っていない上の方の培養皿には青カビが生えており、その周囲ではブドウ球菌のコロニー（群落）が溶けてなくなってしまっていた。

普通の人なら皿を洗い直してお終《しま》いだが、フレミングはコロニーが溶けた理由を探究した。その青カビ、ペニシリウムの出す抗菌物質をペニシリンと名付けて、１９２９年に医学雑誌に論文を書いた。

だが、医学界の注目を引くことなく忘れ去られようとしていたが、１９３８年になって、オックスフォード大学のハワード・フローリーとエルンスト・チェインらがフレミングの論文を再検討し、その青カビの大量培養とペニシリンの抽出に成功した。最初はマウスで、次にはヒトで細菌感染に威力があることを証明した。時は第二次世界大戦の最中であり、フローリーは青カビの株を携えて大西洋を渡り、アメリカの工業力で大量製造を軌道に乗せた。

この時も、その後も、フレミングもフローリーも特許にはこだわらずに、多くの連合軍兵士、ひいては市民たちの命を救い、終戦直後の１９４５年にノーベル賞を受けた。

ヒトラーの命は敵から奪った薬で救われた

科学技術の国、ドイツではどうだったかというと、サルファ剤を開発した国の自負からか、ペニシリンへの対応は遅かった。

論文や漏れ流れる噂からヘキストなどの製薬会社がペニシリンの研究をしてはいたが、微々たる量しか生産しておらず、とても広く臨床に使えるまでには至っていなかった。

では、侍医のモレルがヒトラーに使ったペニシリンの出所はというと、ドイツ製ではなく、アメリカ製だという。モレルたちは、ドイツ上空で撃ち落とされて捕虜となった連合軍機の搭乗員たちの救急バッグの中から、ペニシリンのアンプルを集めていたという。自分が仕える総統のまさかの時に備えて、噂に高い連合軍の治療薬をストックしていたのだ。

7月20日事件の時、同時に負傷したルドルフ・シュムント中将を治療していた別の医師からペニシリンを分けてくれと頼まれたが、モレルは断っている。10月1日にシュムントはその時のケガが元で死んだ。

ともあれ、7月20日事件ではヒトラーは即死せず、また、ハイドリヒのように後日になって感染症が悪化することもなかった。不幸なことに、暗殺未遂に怒り狂って、復讐劇がドイツ全土で繰り返されていった。

ペニシリンがチャーチル首相を救った?

医学部の講義では、覚えなければならない臓器や薬品・化学物質の羅列、小難しい人体と病気のメカニズムなどで、うんざりしている学生の気を引くために、時折、ちょっとしたアネクドート（小話）を教授たちが口にする。

ペニシリンの授業でも、フレミングの青カビの話は定番だったし、戦時中、製剤化されたばかりのペニシリンが、英国首相ウィンストン・チャーチルの命を助けたのだとも聞かされた。

ヒトラー暗殺未遂事件の半年以上前、１９４３年11月から12月にかけてチャーチルは多忙であった。

まず、11月22日から26日にかけてはエジプトのカイロで、アメリカのフランクリン・ルーズヴェルト大統領と蔣介石中華民国総統とで、戦後の日本についての第1回カイロ会談を行なっている。

すかさずイランのテヘランに飛び、28日から12月1日にかけて、ソビエト連邦のヨシフ・スターリン書記長とルーズヴェルトの３人でヨーロッパでの戦略について協議した。

そこでの取り決めにはソビエト連邦でのペニシリン生産指導も含まれており、ペニシリンを抽出してアメリカで大量生産したフローリーがモスクワに派遣されることになる。

米英の首脳はすぐにカイロに戻り、４日にはトルコのイノニュ大統領に連合国として

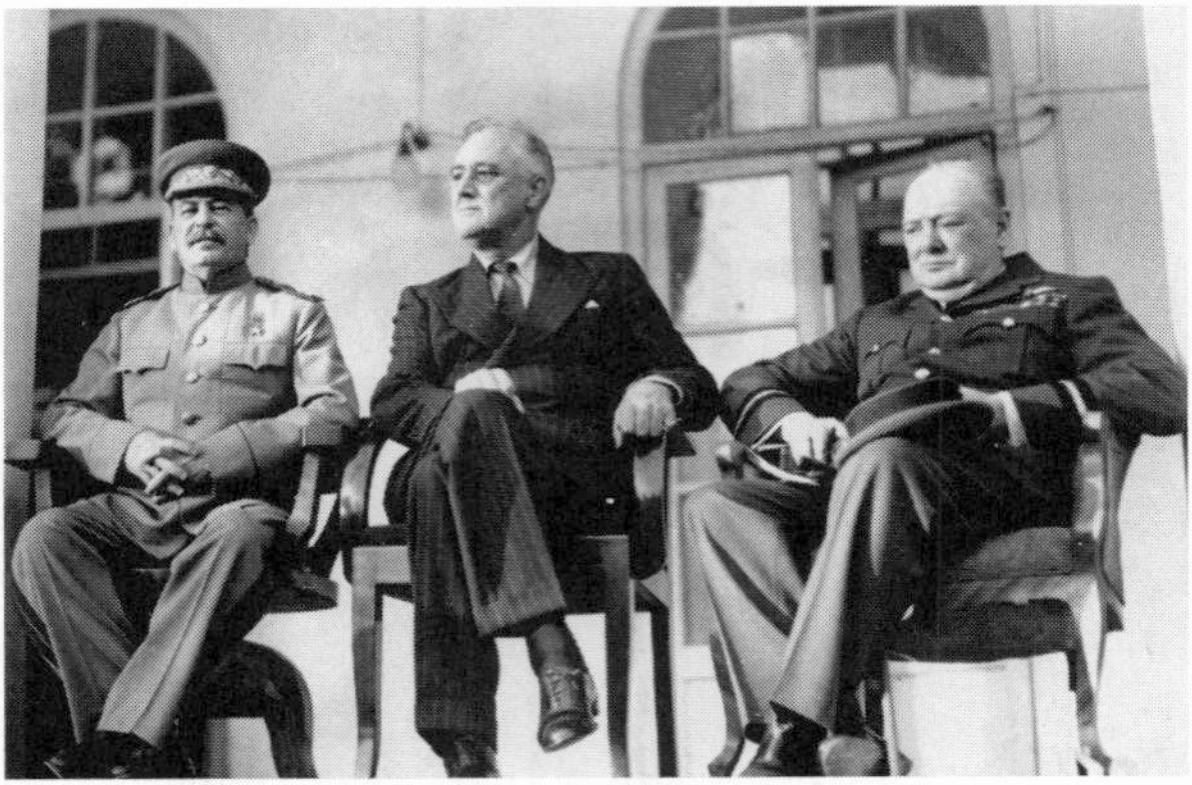

テヘラン会談にて。左からスターリン、ルーズヴェルト、チャーチル。1943年11月28日撮影、写真：AP／アフロ

の参戦を促している。

　チャーチルがいかにタフとは言え、テヘラン会議の2日目には御年69歳になっている。疲れを感じ、頭を抱え込んで座り込み、侍医のモラン男爵に、「今までないほどの悪い気分だ、よくする薬をくれ」と言っている。

　モランのこの日の日記には「首相は見たことがないほど反応が鈍く、馬鹿の様だ、もう限界だ[*1]」と書かれている。

　そんな中、チャーチル一行は、連合軍最高司令官のドワイト・アイゼンハワー将軍（後アメリカ合衆国大統領）のいる、リビアのチュニスに行こうとしたが、パイロットが航路を間違えて砂漠に不時着してしまった。救援機が来るまで、チャーチルは吹きっさらしの飛行場で待ち続けて、さらに体調を崩した。アイゼンハワー将軍が滞在しているチュニスの別荘になんとかたどり着いたが、彼は消耗し尽くしてダウンし、高熱を出してしまった。

12月13日、カイロから別荘に取り寄せたレントゲン・カメラで撮影したレントゲン写真では左の肺に陰影が見られ、肺炎の所見である。

この日のモランの日記は「直ちにM&Bを投与」と記されている。M&Bはメイ・アンド・ベイカーというサルファ剤メーカーの会社であり、ペニシリンではない。ペニシリン使用の意見具申もあったらしいが、モランは使用経験がないと拒否したという。

数日後、チャーチルは解熱して回復し、気候のよいモロッコのマラケシュに飛んで、そこで静養しながら政務を取り続けた。

だから、チャーチルの肺炎がペニシリンで治ったというのは、いわば都市伝説で、フェイクだったのだ。

フェイクニュースが日本での開発を後押し

しかし、フェイクでも価値あるニュースは世界を廻る。

ドイツでは戦意高揚の対抗心からか、ヒトラーは翌１９４４年２月24日、ペニシリンの発見の功労者として侍医モレルに第一級鉄十字勲章を与えている。この功績もフェイクで、ヒトラーはドイツ医学の優秀さを吹聴するためにモレルに叙勲したのだ。数ヶ月後の暗殺未遂事件で、アメリカ製のペニシリンで助けられるとは、夢にも思っていなかった。

そしてフェイクニュースは日本にもやってきた。１９４３年の暮れ、アルゼンチンのブエノスアイレス駐在の朝日新聞特派員が「カイロ会談に出席したチャーチル英首相が肺炎にかかったが、ペニシリンによって２日で回復した」という国外からの記事を目にした。

戦時中、中立国にいる特派員は米英など連合国の新聞などから情報を集め、日本に電報で報告していたのだ。

翌昭和19（１９４４）年１月27日付の朝日新聞は「敵米英最近の医学界　チャーチル

命拾ひ　ズルホン剤を補ふペニシリン[*2]」という見出しで記事を載せた。ズルホン剤とはサルファ剤のドイツ語読みである。

その頃の日本海軍はドイツに潜水艦を派遣し、連合軍の対潜水艦部隊の監視の目をくぐり抜けてなんとか帰りついた潜水艦から、ドイツの兵器や科学技術情報を細々と得ていた。その中にあった医学雑誌、臨床週報（Klinische Wochenschrift）に載っていたペニシリンについてのレビュー論文を元に、陸軍軍医学校の稲垣克彦軍医少佐を中心に、ペニシリンの研究チームが発足したばかりだった。

そこへ、朝日新聞のチャーチル記事が拍車となり、陸軍省から「直ちに研究に着手し、8月までにペニシリンの完成品を提出せよ」と軍医学校に命令が出され、臨時軍事費として研究費が15万円計上された。

稲垣少佐の呼びかけで、国内の錚々《そうそう》たる著名な研究者が加わり、後にカナマイシンやブレオマイシンなどの抗生剤、制癌剤などを開発し、日本の代表的細菌学者となった梅沢浜夫博士も含まれていた。

チームの第1回の会合は2月1日であった。新薬の開発は、他の物作りと同じく、試行錯誤の繰り返しである。が、世界の学会から孤立して最新情報が入って来ず、戦況悪化に伴って、物資も人的資源も乏しくなった日本でのペニシリン開発は並大抵のものではなかった。

日本中から２０００株もの青カビが集められ、培養し、抗菌力を検定していく。精製法も保存法も検討しなければならない。すべて手作業で行なう無菌操作だ。

ヒトラーの暗殺未遂事件があった7月頃に、やっと抗菌力が強い高力価のペニシリン株が見つかった。ペニシリンは敵性語の英語なので、碧素《へきそ》と呼ばれるようになった。

日本産ペニシリンの目覚ましい威力

陸軍の命令期限よりは遅れたが、動物実験がなされ、重い皮膚の化膿性疾患や中耳炎の患者に碧素を注射して効果を確認した。敗血症を起こし、死を待つばかりの患者も回復させている。

10月末には、名古屋帝国大学医院で、多発性骨髄腫で治療中の中華民国南京政権の汪《おう》兆銘《ちょうめい》主席にも投与されたが、これは無効だった。主席は11月10日に亡くなった。

チャーチルの肺炎治癒の新聞記事で触発されたのは陸軍だけではなかった。東北帝国大学の細菌学教室でも、フレミングの論文などを頼りに独自にペニシリンを開発し、8月には重症例に使いはじめていた。

現代ほど多くの病気に有効な薬がない時代、洋の東西を問わず、ペニシリンの効果を見るために、まずはほぼ絶望視されている患者に試された。そして、その都度、眼を見張る効果で、医者たちを感動させた。

その年の暮れに、吉田直哉という13歳の少年が、中耳炎で東北帝大医学部附属医院の耳鼻科に入院した。

中耳炎は重症化すると炎症が脳にも及んで重い後遺症を残したり、死亡することもある。少年の耳は激しい痛みで、ズキズキと疼《うず》き、死ぬぞ死ぬぞという幻聴があるほどであった。

病理学教授であった父（吉田富三、後の東京大学医学部長、がん研究会がん研究所所長）と耳鼻科の教授が何やら相談し、耳に黄色っぽい薬が染み込んだ脱脂綿を挿入され、周りを取り囲んだたくさんの医者がドイツ語のやり取りをする。彼は種痘を受けたジェンナーの息子のような気分になったという。

３日後、詰められていた脱脂綿が取り除かれ、耳の穴を診察した教授は大きな声で「トロンメルフェル　ブラッセル　ゲオルデン」と叫んだ。居並んだ医者たちが一斉にオーッと声を上げ、耳の穴を覗いた。

怯えた少年は後で父にそのドイツ語を告げて、ダメなのか、死ぬのかと聞いた。答えは「充血が引いて鼓膜が青くなって来たという意味だ。ペニシリンってやつは効くんだな」であった。

その後、吉田少年はＮＨＫのテレビ・ディレクターになり、『未来への遺産』などのドキュメンタリーで素晴らしい映像を茶の間に届けてくれた。また大河ドラマ『源義経』も手がけ、尾上菊之助（現・尾上菊五郎）と藤純子（現・富司純子）との出会いも作った。これも碧素が後日にもたらしたよい効果、リモート・エフェクトである。

大空襲でも碧素は多くの命を助けた

日本に残っていた工業力を傾注して、いよいよ碧素の量産が進められ、万有製薬（現

ＭＳＤ）と森永乳業、山形県合同食品（現・明治）がこれに当たった。森永乳業が選ばれたのは、牛乳瓶が青カビ培養容器として手頃であったためだという。

筆者は、医師になったばかりの頃に、医薬品メーカーの中に森永乳業や明治製菓などがあるので不思議に思ったところ、戦争中に需要が少なくなった大量の牛乳瓶を抗生物質製造に転用したからだとのことだった。

ともあれ、年が明けて昭和20（１９４５）年には増産体制が整えられ、和風に碧素と呼ばれるようになったペニシリンは陸軍に納められ、国内だけでなく満洲などの外地にも送られて使われた。

アメリカ軍による攻撃が激しくなって、3月と5月の東京大空襲で多くの人が焼け死に、おびただしい数の人が火傷を負った。絶対量は不足してはいたものの、あらん限りの碧素を大火傷の人に打ったという証言もある。

それらの中には、慶應義塾大学の小泉信三博士もいた。若い頃に、留学先のロンドンの写真スタジオで撮ったポートレートがそのまま店のウィンドーに飾られたほどのハンサムであったというが、顔に重度の火傷を負ってしまった。碧素は端整な容貌は救えなかったが、二次感染を防いで命を守った。

戦後、博士は明仁皇太子（現上皇）の東宮御教育常時参与となって、正田美智子嬢との結婚に導き、戦後皇室のイメージ・アップと安定の礎《いしずえ》となった。戦時中の少壮医学者たちの苦心の産物、碧素が明るい未来をもたらしたリモート・エフェクトがここにもあった。

ドイツのペニシリンは１９４５年5月の降伏までに増産体制が間に合わず、治療を受けた兵士はなかったという。

そういえば、アントン・カラスの名曲で有名な映画『第三の男』は、戦争直後のウィーンを舞台にした密造ペニシリンをめぐる物語であった。

日本の厚生省は戦時中の実績を元に国民の健康を守るため、重要産業と位置づけて「日本ペニシリン協会」を設立し、アメリカ進駐軍の指導を受けながら、ペニシリン生産を推進した。

現在、ただ1本現存している碧素と呼ばれていたペニシリンのアンプルは平成20（2

００８）年に、近代化産業遺産に認定された。

孤立無援の中での碧素開発は、戦後日本の医薬工業発展の礎となり、延長線上に、新型コロナウィルス肺炎治療薬として脚光を浴びている日本発のアビガンや、オルベスコ、フサンなどがある。

＊1―Lord Moran: Churchill, Taken from the diaries of Lord Moran. Houghton Mifflin Co, 1966

＊2―角田房子著『碧素・日本ペニシリン物語』新潮社、１９７８年

Milton W: Hitler's penicillin. Perspective in Biology and Medicine; Baltimore. 47: 189-198, 2004

Irving D: The secret diaries of Hitler's doctor. Grafton Books, 1983

吉田直哉著『夢うつつの図鑑』文藝春秋、１９８６年

おわりに

ボッカッチョの『デカメロン』の人びとのように疫病の町から逃れようと思っても、郊外に山荘など持ってはいないし、艶笑小話で盛り上がるような歳でもない。気晴らしにと思っても、観劇も旅行もできなくなり、おまけに、父の33回忌の法事も、出席予定だった学会も吹っ飛ばされてしまった。

そこで、にわかに余裕ができた時間と心の隙間を埋めるために、以前に書き散らした原稿や講演録を整理してみた。

新型コロナウィルスなどというものが現れる何年も前から、思いつくたびに書き溜めたものである。だから、文章の切り口や流れの中に、ヴェネツィアやニューイングランドの風景、丸ビルのモニュメント、大河ドラマの感想などと、令和2年春の世情からすると、ややお気楽なニュアンスのものがあるかもしれない。

だが〝たいへんだぁ〟と叫ぶだけがすべてではないので、残すことにした。のどかな時代の日常生活やサイトシーイングの中にも、かつてのパンデミックの痕跡が見られるということなのだ。

原稿を読み返しながら、改めて人類を襲ってきたパンデミックの凄まじさに想いをいたし、よくぞご先祖様たちは生き延びてくださったと感謝したものだ。そして、黒死病や虎狼痢、スペイン風邪、天然痘に比べて、現下の今日である新型コロナウィルス感染症の悪性度が低いのに、いくらか心が軽くなる。

感染者の発症率や致死率の低さ、回復者が多いことなどから、正直に言って、一医師としての第一印象はさほど大した病気ではないというものだった。

ところが、イタリアやスペイン、ニューヨークでの惨状の報道に接すると、甘く見るのは禁物と思うようになった。〝危機管理の要諦は、悲観的に考えて楽観的に行動する〟という、病院長として現役の時に心に銘じていたことを思い出した。最悪の状況を考えて、きちんと対処していけば被害を最小化できるということだ。

2020年5月前半の時点では、諸外国に比べて日本での人口当たりの死亡率は2桁も小さい。疾患コントロールがうまくいっているのだろうか？　医療を含む社会的要因か？　国民性か？　あるいは日本人という集団に潜んでいる何らかの医学・生物学的要因か？　いずれ、学問的に検討されていくことだろう。

だが、オーバーシュートとかロックダウンなどと耳慣れない片仮名言葉で、どこか高揚した気分が反映したような口調で非常事態だと訴える政治家たちの声を連日耳にしていると、暗い予感ばかりで心が萎えてしまいそうになる。

そういう中で、無観客場所ではあったが、大相撲春場所での八角理事長のあいさつが心強かった。初日には、この感染症に触れてから、次のように続けた。

「古来、力士の四股は、邪悪なものを土の下に押し込む力があると言われてきました。また、横綱の土俵入りは五穀豊穣と世の中の平安を祈願するために行なわれてきました」

また千秋楽では、その所作は１５００年以上前から脈々と受け継がれてきたと述べている。

東西に分かれて整列している力士たちが頼もしく見えた。やはり、単なるプロ・スポーツではなく、国技である。そういえば、奈良の東大寺の大仏も、天平の疫病大流行と内乱のあとに、聖武天皇が国家安寧の思いで造仏されたものである。祈りや神仏で疫病が退散するとは思わないが、富士山と同じく、存在感がある不動の姿に心の動揺が鎮まる。

　家人の陽子はいつものように最初の読者であり、適切なコメントと添削をしてくれた。ありがたく思っている。

　幻冬舎の前田香織さんに心からお礼を申し上げる。急な提案を快く引き受けられ、この春ににわかに一般ボキャブラリーとして市民権を得たテレワークによって、緻密な校正と編集をしていただいた。

令和2年5月　花は咲けど人気《ひとけ》の乏しい名古屋にて

小長谷正明

著者略歴

小長谷正明《こながやまさあき》

一九四九年千葉県生まれ。
七九年名古屋大学大学院医学研究科博士課程修了。専攻は神経内科学。
現在、国立病院機構鈴鹿病院名誉院長。
パーキンソン病やＡＬＳ、筋ジストロフィーなどの神経難病を診断・治療する。
医学博士、脳神経内科専門医、日本認知症学会専門医、日本内科学会認定医。
『世界史を動かした脳の病気』『医学探偵の歴史事件簿』
『ヒトラーの震え　毛沢東の摺り足』『ローマ教皇検死録』
『難病にいどむ遺伝子治療』など著書多数。

幻冬舎新書 590

世界史を変えたパンデミック

二〇二〇年五月三十日　第一刷発行

著者　小長谷正明
発行人　志儀保博
編集人　小木田順子
編集者　前田香織

発行所　株式会社　幻冬舎
〒一五一-〇〇五一　東京都渋谷区千駄ヶ谷四-九-七
電話　〇三-五四一一-六二一一(編集)
〇三-五四一一-六二二二(営業)
振替　〇〇一二〇-八-七六七六四三

ブックデザイン　鈴木成一デザイン室
印刷・製本所　株式会社　光邦

Printed in Japan　ISBN978-4-344-98592-6 C0295
こ-24-2
幻冬舎ホームページアドレス https://www.gentosha.co.jp/
＊この本に関するご意見・ご感想をメールでお寄せいただく場合は、comment@gentosha.co.jp まで。